TABLE SYNOPTIQUE

DE LA

LITHOTHRYPSIE

ET DE LA

CYSTOTOMIE HYPOGASTRIQUE

OU MIEUX

POSTÉRO-PUBIENNE.

GERMER-BAILLIÈRE, LIBRAIRE,
RUE DE L'ÉCOLE DE MÉDECINE, N° 13.

TABLE SYNOPTIQUE

DE LA

LITHOTHRYPSIE

ET DE LA

CYSTOTOMIE HYPOGASTRIQUE

OU MIEUX

POSTÉRO-PUBIENNE,

PAR J. Z. AMUSSAT.

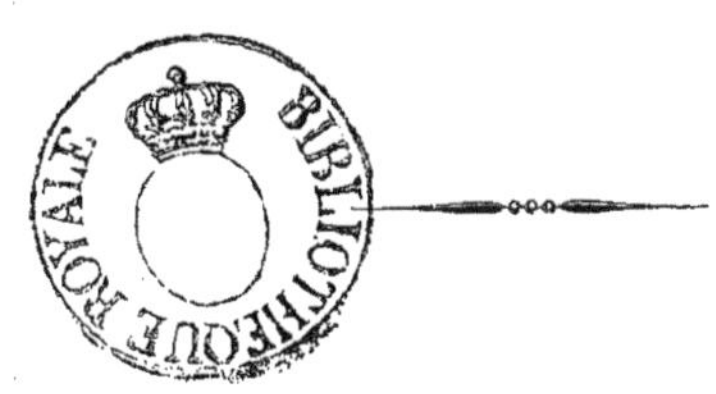

PARIS.

DE L'IMPRIMERIE ROYALE.

M DCCC XXXII.

DOCUMENS

CHRONOLOGIQUES ET HISTORIQUES

SUR LA LYTHOTHRYPTIQUE

OU L'ART DE BROYER LA PIERRE

PAR QUELQUE PROCÉDÉ QUE CE SOIT.

PREMIÈRE ÉPOQUE.

DE 460 AVANT J. C. À 1822.

J'ai divisé en deux époques tous les DOCUMENS relatifs à la LITHO-THRYPTIQUE : la première comprend tout ce qui est antérieur à 1822, et la seconde, tout ce qui a été publié depuis cette époque.

460 AVANT JÉSUS-CHRIST. HIPPOCRATE. « Nec verò calculo laborantes secabo, sed » magistris ejus artis peritis id muneris concedam. » *Hippocratis jusjurandum*, 18. « Cui » vesica persecta fuerit, aut cerebrum, &c., lethale est. » (*Aphor.* lib. VI, sect. VII.)

A. D. 37. CELSE. « Incurvas verò esse eas (fistulas) paulùm, sed magis viriles, oportet, » lævesque admodùm, &c. » (Lib. VII, cap. III, sect. VII, pag. 155, edente Pariset.) « Si quandò » autem is (calculus) major non videtur, nisi ruptâ cervice, extrahi posse, findendus est : cujus » repertor Ammonius ob id *Lithotomos* cognominatus est. Id hoc modo fit. Uncus injicitur » calculo sic, ut faciiè eum concussum quoque teneat, ne is retrò revolvatur : tum ferra-» mentum adhibetur crassitudinis modicæ, primâ parte tenui, sed retusâ; quod admodùm » calculum ex alterâ parte ictum findit : magnâ curâ habitâ ne aut ad ipsam vesicam ferramen-» tum perveniat, aut calculi fracturâ ne quid incidat. » (Sect. IX, p. 163.)

A. D. 79. Sondes en ∽.

Dans un ouvrage in-folio déposé à la bibliothèque de l'Institut, et qui a pour titre : *Trois cents meubles antiques (Herculanum)*, on ne trouve représentées que des sondes en ∽, à courbures légères, parmi les dessins de quelques instrumens de chirurgie. (Il n'y a point de sonde droite, comme on l'avait prétendu.)

A. D. 700. Paul d'Égine (Cathétérisme avec un instrument courbe.) Lib. VI, c. xxix.

1519. Albucasis ou Alzaharavius. « Accipiatur instrumĕntum subtile quod nominant » Mashaba rebilia; et suaviter intromittatur in virgam, et volve lapidem in medio vesicæ; et » si fuerit mollis, frangitur et exit; si verò non exiverit, cum iis quæ diximus oportet incidi, » ut in chirurgiâ determinatur. » (*Lib. Theoricæ, necnon Praticæ*, in-4°, f. 94.)

1533. Alex. Benedictus. « Cùm verò his præsidiis (*dissolvans*) lapis non comminuitur, » nec ullo modo eximitur, curatio chirurgica adhibeatur, et per fistulam, priusquàm humor » profusus dolores levet, aliqui intus sine plagâ lapidem conterunt ferreis instrumentis, quod » equidem tutum non invenimus. » (*De re medicâ*, lib. XXII, cap. xlviii, pag. 422.)

1580 à 1600. Sanctorius (instrument à trois branches pour extraire les petits calculs de la vessie). *Commentaria in primum fen primi libri canonis Avicennæ, questio 48; calculi renum*, pag. 300.

1727. Rameau fils. « A l'égard du choix des algalies, pour sonder le malade, M. Morand s'est servi d'une ordinaire ; mais je préfère l'algalie à femme. » (*Réflexions anatomiques, ou analyse de la dissertation de M. Morand sur la taille au haut appareil*. Arausione, *1727*, pag. 6.)

Ce chapitre renferme des remarques très-judicieuses sur l'urètre; Rameau dit même « *qu'il se sert de sondes presque droites.* »

1769. Lieutaud. « Je puis assurer, sur la connaissance que j'ai de ces parties, saines ou malades, qu'il n'y a aucun cas, si l'on en excepte la pierre engagée dans le canal, qui puisse empêcher une sonde droite, conduite par une main un peu exercée, d'entrer dans la vessie. (*Précis de la médecine pratique*, 3e édition, tome I, pag. 648.)

« L'observation de Lieutaud était demeurée tellement inaperçue, que la nécessité de la courbure des sondes était devenue un axiome, et la sonde droite une découverte. » Leroy, 1825, page 47.

1791. Desault. « M. Desault a fait construire dans ce dessein (tenter l'extraction des sondes tombées dans la vessie) des pinces à gaîne, à l'instar de celles que Hunter a inventées pour les corps étrangers de l'urètre. Ces pinces sont composées d'une canule d'argent, *de même longueur et courbure que les algalies ordinaires , &c.* » (*Journal de chirurgie*, tome II, page 375.)

D'après ce passage, on voit que ce grand chirurgien ne pensait pas qu'on pût pénétrer dans la vessie avec *un instrument droit*, comme on l'a avancé.

1792. Chopart. « Les sondes sont *droites* ou courbes. On emploie les sondes *droites* pour les femmes ; elles n'ont qu'une *légère courbure* à leur bec. On pourrait aussi sonder quelques hommes avec des algalies *droites* comme *celles* des femmes, mais plus longues, et légèrement recourbées du côté de leur pavillon, en sens contraire à celui de leur bec, &c. La courbure de l'urètre sous le pubis *exige* que les sondes soient recourbées. » (*Voir* le *Traité des maladies des voies urinaires*, 1re édition, 1792, 2e vol., pag. 435 ; 2e édition, tome II, pag. 211.)

1793. **Santerelli.** *Ricerche per facilitare il Cateterismo, e la Estrazione della Cateratta*, di Gio Gereme Santerelli, avec 2 planches.

> La première représente une coupe verticale du bassin. L'urètre est *très-courbé* sous la symphyse, comme on le croyait avant mon travail. La deuxième représente la même coupe ; le sujet est *couché horizontalement*. Une sonde droite introduite dans l'urètre a redressé la courbure représentée sur la première planche. (N.B. *La position horizontale est très-défavorable à l'introduction de la sonde droite*.) Santerelli ne cite en sa faveur que les expériences de Lorenzo Nannoni, son maître, et il dit que ce praticien n'employait que des *sondes peu recourbées*.

1796. **Deschamps.** « A l'égard de la courbure des sondes, il paraît qu'elle a été universellement adoptée dès qu'on a connu *celle* de *l'urètre*. » (*Traité historique et dogmatique de la taille*, tome I, page 220.)

1800. **Martin** (*Claude*). « En vain il se procura quelque soulagement en divisant, au moyen d'une opération extrêmement ingénieuse (espèce de lime courbe renfermée dans une canule ; voyez *Marcet : Essai sur les affections calculeuses, traduit par Riffault ;* Paris, 1823, page 20, en note), la pierre qui le tourmentait ; il ne put prolonger son existence que de quelques mois, et mourut le 13 septembre 1800. » (*Biographie universelle, par M. Michaud,* tome XXXVII, page 314.)

1810. **Montagut.** « M. Magendie, aide d'anatomie de la Faculté, ayant introduit une *sonde ordinaire de femme* dans l'urètre d'un cadavre d'homme, répéta, à dessein, sur le même cadavre et sur beaucoup d'autres, cet *essai fortuit*, dont le résultat fut constant. M. Magendie m'en parla, ainsi qu'à plusieurs élèves de l'école : je fis alors donner plus de longueur à une *sonde de femme*, etc. Nous avons observé, M. Magendie et moi, que, s'il se rencontre des obstacles dont *la sonde droite* ne puisse venir à bout, une sonde courbe du même diamètre ne les surmonte pas ; tandis que ceux qui ont résisté à la sonde courbe sont franchis quelquefois *par une sonde droite*. » (*Thèse, propositions sur l'opération du cathétérisme, etc., 9 août*, page 8. *Prop. 17e.*)

1813. **Gruithuisen.** « *Doit-on renoncer* à l'espoir qu'on avait autrefois de pouvoir un jour détruire les pierres dans la vessie par des moyens soit mécaniques, soit chimiques ? »

> Ce titre seul indique que l'auteur n'avait point d'idées arrêtées ; on peut s'en convaincre en lisant son mémoire (*Gazette méd. chir., Saltzbourg, mars 1813*), et sa polémique avec Textor (*même Gazette*, tome II, page 94).

1818. **Civiale.** « M. Dechabrol adresse la note descriptive et le *dessin* d'un instrument inventé par le sieur Civiale, élève en médecine, et qu'il propose *pour l'opération de la taille*. » (*Bulletin de la Faculté de médecine de Paris, du mois d'août, séance du 30 juillet*.)

> Ce document est le seul sur lequel s'appuie M. Civiale pour prouver son antériorité ; cependant il n'en publié avant 1823 sur la lithothrypsie.

1819. **Eldgerton.**

> Description d'un instrument (courbe) propre à détruire les calculs dans la vessie, &c.

« Il importe en chirurgie de signaler les idées monstrueuses comme les procédés utiles ; et tel est le seul motif qui a pu nous déterminer à faire connaître à nos lecteurs le mémoire de l'écrivain anglais [J., Rédacteur]. » (*Journ. compl.,* V, p. 47.)

Nota. Il n'est pas dit un mot de M. Civiale, qui prétend qu'à cette époque ses essais étaient connus. Si Eldgerton eût pu croire à la possibilité de faire pénétrer une tige droite dans la vessie, il aurait donné l'impulsion ; et la lithotritie daterait de 1819, au lieu de 1822.

1821. COOPER. Description d'un *instrument courbe* pour extraire les petits calculs de la vessie. (*Méd. chirurg. transactions,* tome XI, pages 358 et 359.)

1821. LEROY d'ETIOLLES. *Instrument courbe,* avec quatre ressorts de montre, pour fixer la pierre. (*Voir* son tableau, 1831.) « Persuadé qu'une sonde courbe était nécessaire pour pénétrer dans la vessie de l'homme, j'avais d'abord fait exécuter un instrument courbe qui présentait *de l'analogie avec celui d'Eldgerton.* Je reconnaissais à cet instrument une foule d'inconvéniens et d'imperfections que *je m'efforçais de faire disparaître*, lorsque M. Amussat, *au mois d'avril 1822,* annonça la possibilité de pénétrer dans la vessie avec une sonde droite. Cette découverte, que je croyais neuve, ainsi que lui, *fit évanouir à mes yeux la plupart des difficultés qui m'avaient arrêté jusqu'alors.* » (Extrait de son ouvrage, publié en 1825, page 136.)

RÉFLEXIONS

SUR LA PREMIÈRE ÉPOQUE.

D'après les documens peu nombreux de cette longue période, on peut se convaincre facilement qu'il n'a jamais été établi en principe qu'on pût sonder l'urètre de l'homme avec une sonde *tout-à-fait* droite ; il m'importe de faire remarquer que Chopart et Montagut appellent *sonde droite* une sonde peu recourbée, comme une sonde de femme : sans doute Lieutaud n'a pas voulu dire autre chose. Les furets littéraires ont été enchantés de trouver les mots *sonde droite* dans un ouvrage ancien *même* de médecine. En supposant que Lieutaud et Santerelli eussent vraiment reconnu la possibilité de sonder l'urètre de l'homme avec des sondes *tout-à-fait droites*, ils n'ont pas fait admettre ce nouveau cathétérisme, *et ni l'un ni l'autre n'en a tiré la conséquence qu'on pourrait broyer les calculs vésicaux avec des instrumens droits.* Gruithuisen seul, dont l'esprit singulier écarte toutes les difficultés au lieu de les résoudre, prétend avoir sondé un homme debout avec des *baguettes de verre.* Il est extrêmement douteux qu'il ait pénétré dans la vessie ; pour moi, je n'oserais pas répéter la même expérience sur un homme vivant ; et lors même qu'on ne craindrait pas de rompre l'instrument, il est extrêmement difficile et souvent impossible de pénétrer dans la vessie avec une tige droite, lorsque *l'homme est debout.* D'ailleurs il suffit de jeter un coup-d'œil attentif sur le dessin de ses instrumens pour reconnaître qu'ils sont *informes et purement imaginaires.* (*Rapport de Percy, 1824.*) Observons en outre que, depuis Gruithuisen, Eldgerton, Cooper et Leroy ont imaginé des instrumens courbes : ils se sont donné beaucoup de peine sans pouvoir résoudre le problème, parce qu'alors il était établi que l'urètre décrivait *deux grandes courbures,* et qu'il fallait une sonde courbe pour pénétrer dans la vessie. J. L. Petit, comme on le sait, a imaginé une sonde en ∽. Enfin, en consultant les ouvrages classiques de chirurgie de la fin de cette première époque (1821), on ne trouve décrit que le cathétérisme avec des sondes plus ou moins recourbées, et il était universellement adopté en France, en Angleterre, en Italie, en Allemagne et dans la patrie même de Gruithuisen. J'ajouterai qu'aucun auteur ne parle de Santerelli, de M. Gruithuisen, ni de M. Civiale : ce dernier n'avait encore proposé qu'un instrument pour la taille (*voir* plus haut 1818).

Cependant M. Civiale dit (*Nouvelles considérations sur la rétention d'urine, 1823,* page 154) : « *Peut-on se persuader qu'en 1822 l'on ait pu ignorer, dans le centre même de l'École de Paris, ce qui y avait été fait depuis 1817 jusqu'en 1820, &c..... Ajoutez qu'un de mes instrumens fut égaré,* &c..... *D'après la connaissance que j'ai du lithoprione de M. Leroy, je puis assurer qu'il ne diffère de mon* lithontripteur *que sous le rapport de l'exécution,* &c..... *Ces instrumens ont, du reste,* une telle analogie, *que la description de* l'un *donne une idée assez exacte de* l'autre, &c. »

Or, l'instrument de M. Leroy était courbe à cette époque (*voyez* 1821), donc M. Civiale avait commencé, comme M. Leroy, par faire un instrument courbe.

En résumé, depuis l'origine de la chirurgie, les calculeux n'avaient qu'une seule ressource, *la cystotomie;* aussi remarquons-nous que cette longue période est presque exclusivement consacrée à cette opération, et qu'elle est progressive depuis Ammonius et Celse jusqu'à nous. Quelques essais rares et stériles pour détruire la pierre avec des instrumens courbes ont été tentés; mais ces efforts impuissans prouvent que cette première époque est nulle et n'a été d'aucun secours pour la seconde; et ce n'est pas elle enfin qui a ouvert la voie. Ce n'est pas l'érudition même qui a conduit à la découverte de la lithothrypsie. Cette opération ne s'est point développée progressivement comme la cystotomie; elle ressort tout d'un coup d'un fait anatomique nouveau, car c'est à l'étude de l'anatomie chirurgicale de l'urètre et de la vessie qu'on est redevable de cette nouvelle méthode (comme je le prouverai bientôt), puisque c'est en détruisant une erreur anatomique consacrée depuis des siècles que j'ai été conduit à ce résultat important.

SECONDE ÉPOQUE.

DE 1822 À 1831.

1822. *Avril.* Amussat. « Note sur la possibilité de sonder l'urètre de l'homme avec une sonde *tout-à-fait droite,* sans blesser le canal, ce qui a donné l'idée d'extraire les petits calculs urinaires encore contenus dans la vessie, et de briser les gros avec la pince de Hunter modifiée par M. Amussat, aide d'anatomie à la faculté de médecine de Paris. »

Après quelques réflexions sur l'urètre et les instrumens droits, cette note se termine ainsi :

« Je me propose de développer ces idées, dont le résultat est si heureux, que je n'ose m'en réjouir avant d'avoir acquis la certitude de pouvoir faire sur le vivant ce qu'on exécute avec facilité sur l'homme mort. » (*Extrait du Nouveau Journal de médecine,* tome XIII, page 344.)

Juin. Georget. Instrument pour briser la pierre dans la vessie. « Chaque découverte en médecine étant du nombre des plus précieuses conquêtes que puisse faire l'esprit de l'homme pour le bonheur du genre humain, nous croyons d'un intérêt assez majeur celle que vient de tenter le docteur Amussat, aide d'anatomie à la faculté de médecine de Paris, pour en faire part au public éclairé qui lit la Revue. »

Suit la description de mes instrumens pour extraire et pour broyer les calculs vésicaux.

N. B. « C'est avec un instrument à-peu-près semblable que le colonel C. Martin, &c. » (*Revue encyclopédique,* 4e cahier.)

13 juin. Amussat. « *M. Amussat* présente à l'académie royale de médecine, section de chirurgie, des instrumens de son invention. Le premier est une sonde droite ; le deuxième, une pince à extraire les calculs urétraux et vésicaux; le troisième, une autre pince propre à briser les calculs dans la vessie. » (*Extrait du procès-verbal de la séance du 13 juin.*)

13 juin. Leroy d'Etiolles. — *Même séance de l'Académie.* « M. Leroy présente un instrument qu'il appelle lithoprione ou scie-pierre, sorte de petite couronne de trépan portée dans la vessie à la faveur d'une grosse sonde ou canule droite. »

Juillet. Description du lithoprione de M. Leroy. (*Gazette de santé du 15 juillet ; Journal complémentaire des sciences médicales,* tome XIII, page 214.)

Chélius. « Le procédé de Martin (détruire la pierre avec une lime), *la méthode de la perfusion des calculs,* inventée par Gruithuisen, et l'instrument d'Eldgerton, *ne méritent qu'une mention.* » (*Manuel de chirurgie,* tome II, page 1089.)

1823. Ammon. « M. Amussat, inventeur de cette méthode (cystotomie hypogast, avec un cathéter droit), a eu la bonté de me montrer sur le cadavre le *cathétérisme avec une sonde droite ;* il établit les règles suivantes, &c. » (*Parallèle de la chirurgie allemande et fran-*

çaise, *après un voyage fait à Paris en 1821 et 1822; par* Ammon, *praticien à Dresde,* pages 337 et 338.)

13 février. CIVIALE. Première réclamation.

(Dix mois après ma note si explicite d'avril 1822.) Note lue à l'Académie, section de chirurgie. (*Archives générales de médecine*, tome I, page 289.)

10 avril. LEROY. Lithoprione modifié. Note lue à l'académie royale de médecine, section de chirurgie. (*Archives générales de médecine*, tome 1, page 616.)

Juin. CIVIALE. *Nouvelles considérations sur la rétention d'urine*, suivies d'un *Traité sur les calculs urinaires, sur la manière d'*en connaître la nature *dans l'intérieur de la vessie, et la possibilité d'en obtenir la destruction sans avoir recours à la taille.* Brochure in-8º.

Novembre. TROUSSEL. Extraction d'un calcul de l'urètre.

Après l'observation, l'auteur ajoute en note :

« Je saisis cette occasion de rendre à M. Amussat la justice qui lui est due au sujet des *sondes droites,* &c. »(*Archives générales de médecine*, tome III, page 396.)

Décembre. AMUSSAT. (*Académie royale de médecine, section de chirurgie, 11 et 24 décembre.*) « Remarques sur l'urètre de l'homme et de la femme, d'après lesquelles on propose d'employer des instrumens droits pour sonder ces conduits, et extraire ou détruire la plupart des corps étrangers contenus dans la vessie. »(*Archives générales de médecine,* tome IV, pages 31 et 547.)

1824. CIVIALE. (*Séance de l'Institut du 12 janvier.*) Présentation d'un mémoire sur un nouveau moyen de détruire la pierre dans la vessie, sans avoir recours à l'opération de la taille.

22 mars. PERCY. Rapport à l'Institut sur un mémoire de M. Civiale.

Dans le rapport manuscrit, il n'est nullement question de Gruithuisen.

Avril. Archives générales de médecine, tome IV, page 617. « Il n'est bruit dans le monde que de la découverte relative au brisement de la pierre dans la vessie..... La partie principale de l'instrument est une sonde *tout-à-fait droite.* Il paraît bien certain que cette modification de la sonde a été faite d'abord par M. Amussat, et que c'est depuis qu'il en a donné l'idée que MM. Civiale et Leroy l'ont adoptée. »(*Note du rédacteur.*)

Mai. HEURTELOUP. Analyse du rapport de Percy sur le mémoire de M. Civiale. (*Archives générales*, tome V, page 150.)

LEROY. Réclamation contre le rapport de Percy, adressée à l'académie des sciences.

1825. *Janvier.* AMUSSAT. Lettre-Mémoire, ou mieux DOCUMENS envoyés à l'Institut pour revendiquer la priorité de l'invention des instrumens droits propres à broyer les calculs vésicaux.

11 mai. ÉCOT. Du cathétérisme exercé avec la sonde droite; *thèse.* Strasbourg.

Il reconnaît que la priorité des instrumens droits appartient à M. Amussat.

2*

20 juin. INSTITUT. Programme des prix décernés, page 5. « Le rapport a cité honorablement les noms de MM. Amussat, Leroy d'Étiolles et Civiale..... »

Il n'est rien dit sur l'antériorité de l'invention.

Juillet. WILLIAM-THOMPSON. Thèse. Édimbourg. « M. Amussat est le premier qui ait fait usage des *sondes entièrement droites,* &c. » (*Bulletin des sciences médicales,* n° 7, page 245.)

Idem. HENRY. SONDES DROITES. Cette sonde est de l'invention de M. Amussat, &c... Il est notoire que M. Amussat s'occupait déjà du brise-pierre long-temps avant que M. Civiale n'eût rendu le sien public. » (*Précis descriptif des instrumens de chirurgie anciens et modernes.*)

Novembre. CIVIALE. Extrait d'un mémoire sur la lithotritie (lu à l'Institut, dans la séance du 3 octobre, inséré dans la *Revue médicale,* tome IV, page 332).

LEROY. Exposé des divers procédés employés jusqu'à ce jour pour guérir de la pierre, sans avoir recours à l'opération de la taille. Un vol. in-8°.

HEURTELOUP. Analyse de l'ouvrage de M. Leroy. *Archives générales,* t. IX, p. 415.)

WEIS. Catalogue d'instrumens de chirurgie, avec planches. (Londres.)

LUKENS. Philadelphie. *Journal new-series,* tome 1ᵉʳ. Instrumens de lithotritie. (*Archives générales,* tome X, page 566.)

BROUSSEAUD. Observation de lithotritie. (*Archives générales,* tome X, page 566.)

1826. *Janvier.* CIVIALE. Réponse à M. Heurteloup, page 146, en note; M. Civiale annonce, *pour la première fois seulement,* que Santerelli a proposé l'usage des *sondes droites* depuis trente ans (*Archives générales,* tome X, page 142.)

5 janvier. CIVIALE. Académie, section de chirurgie; reproduction de l'instrument mécanique de Guérin, pour la taille périnéale. (*Archives générales,* tome X, page 315.)

Février. ROSTAN.

Après avoir fait l'historique des travaux de M. Amussat sur l'urètre, de sa sonde tout-à-fait droite et de ses instrumens pour extraire et briser les calculs vésicaux, l'auteur ajoute :

« On commença, comme cela arrive toujours, par contester à M. Amussat les faits qu'il avançait; bientôt on prétendit qu'ils n'étaient pas nouveaux, espèce de contradiction dont on ne doit nullement s'étonner; mais, ce qui est un peu plus difficile à comprendre, c'est qu'il se soit trouvé deux chirurgiens qui aient revendiqué pour eux la découverte dont nous parlons. M. Amussat a publié depuis de très-belles recherches anatomiques sur les organes génitaux-urinaires, travaux qui ne peuvent être que le résultat de longues méditations, et qui, aux yeux de tout homme instruit et impartial, lui assureront, sans la moindre difficulté, le mérite de l'invention. » (*Cours de médecine clinique,* tome I, page 222.)

27 février. MEYRIEU. Institut. Présentation d'une pince à trois branches, avec deux limes articulées. (*Archives générales,* tome X, page 628.)

28 février. Rapport de MM. Murat, Roux et Gimelle, à l'académie, section de chirurgie, sur le mémoire de M. Civiale, du 5 janvier dernier. « Ils considèrent du reste cette partie du mémoire relatif à la production de l'instrument de Guérin, comme objet purement mécanique, qui jadis eut beaucoup de succès, mais qui ne peut en avoir aujourd'hui, qu'on exige que les chirurgiens en appellent plus à leur propre génie qu'à des machines dans la pratique des opérations. » (*Archives générales*, tome X, page 642.)

Mars. Heurteloup. Réponse à M. Civiale. (*Archives générales*, tome X, page 480.)

Mars. Desgenettes. Lettre à M. Scarpa, *en faveur de M. Civiale*. (*Journal complémentaire des sciences médicales*, tome XXIV, 39ᵉ cahier.)

27 mai. Leroy. Lettre à M. Scarpa, faisant suite à la lettre de M. Desgenettes.

Juin. Institut. Prix de chirurgie. « L'académie décerne, à titre d'encouragement, à M. Civiale, 6,000 fr.; à M. Amussat, 2,000 fr.; à M. Heurteloup, 2,000 fr., et à M. Leroy, 2,000 fr. » (*Programme du 5 juin*, page 4.)

10 juillet. Civiale. *Institut*. Perfectionnement de ses instrumens : forets doubles évideurs. (*Archives générales*, tome XII, page 146.)

16 juillet. Amussat. « Réclamation à l'Institut contre M. Civiale, pour les forets doubles évideurs qu'il a présentés le 10, et que M. Amussat a montrés il y a quatre mois à MM. Chaussier, Portal et Magendie, ainsi que le démontre une pièce à l'appui, qu'il envoie à l'académie des sciences. Dans la même séance, M. Amussat présente une sonde en métal plus sonore que l'argent, pour mieux reconnaître les calculs vésicaux. » (*Archives générales*, tome XII, page 146.)

Septembre. Leroy. Académie, section de chirurgie, séance du 28. Présentation d'un lithomètre. (*Archives générales*, tome XII, page 619. *Journal général de médecine*, nᵒ d'octobre 1829, page 3.)

Octobre. Murat. « Les enfans ne peuvent que difficilement jouir des bienfaits de la lithotritie, à cause du diamètre moindre de l'urètre, *de la courbure plus marquée de ce canal, &c.* » (*Extrait du Dictionnaire de médecine*, en 21 vol.; tome XVI, page 543.)

Erreur ! (Voir mon *Mémoire*, *Archives générales*, tome IV, 1824.)

Décembre. Fournier de Lempdes. Réclamation sur le cathétérisme avec les sondes droites. (*Archives générales*, tome XII, page 153.)

Décembre. Civiale. De la lithotritie, 1 vol. in-8ᵒ.

Chaussier. « Peu d'années après Gruithuisen, ces idées (de broiement de la pierre) se présentèrent séparément et *presqu'en même temps* à l'esprit de trois jeunes docteurs (MM. Amussat, Leroy, Civiale, qui imaginèrent différens instrumens, et en firent l'essai sur les cadavres. Ainsi, c'est en France que s'est enfin formée cette nouvelle méthode opératoire, qui maintenant est devenue une branche de l'art., &c. » (*Table synoptique de la lithotomie et de la lithomylie.*)

KERN. Observations sur ou plutôt contre la lithotritie (Vienne).

OBSERVATIONS de lithotritie pendant l'année 1826. (*Archives générales*, tome XV, page 132; tome XVI, page 104. *Clinique*, tome 1, n° 49, page 4.)

1827. TAVERNIER. Mémoire sur la lithotritie. (*Journal des progrès des sciences médicales*, tome II, page 174.)

Mars. AMUSSAT. *Extrait de Tavernier.* 1° Brise-pierre à tourniquet; 2° pince à trois branches à épaulement; 3° forets simples; 4° forets doubles à évidement; écartement par levier oblique; 5° touret à main avec plaque; poucier; 6° manivelle.

12 mars. MEYRIEU. « Lecture d'un nouveau mémoire sur la lithomylie ; présentation d'une pince lithodrassique, formée de deux pinces à cinq languettes chacune, entrant l'une dans l'autre, s'ouvrant par leur élasticité, et se fermant par un fil de soie; et d'un lithorineur, ou deux limes *articulées* sur une tige. » (*Revue médicale*, tome II, page 131 ; et *Archives générales*, tome XIII, page 459.)

Avril. HEURTELOUP. Lettre in-8° à l'académie des sciences.

Juin. Institut. Prix de 10,000 fr. à M. Civiale.

Août. CIVIALE. Lettre au chevalier de Kern.

Septembre. MURAT, article SONDE DROITE. (*Dictionn. de méd.*, en 21 v., p. 387.)

27 septembre. AMUSSAT. Académie royale de médecine, section de chirurgie. Pince à quatre branches pour dilater l'urètre et extraire les calculs ou fragmens de calculs arrêtés dans ce canal. (*Journal des progrès des sciences*, tome V, page 218.)

27 décembre. AMUSSAT. Cas dans lesquels on doit avoir recours à la lithotritie ou pratiquer la cystotomie. (*Archives générales*, tome XVI, page 110; *Académie, section de chirurgie.*)

SCHEINLHEN. Instrument à quatre branches. (*Extrait de la Gazette de Saltzbourg.*)

1828. *Janvier.* VELPEAU. Analyse de la lettre de M. Civiale au chevalier de Kern. « M. Ci- » viale me paraît avoir complétement raison contre M. Kern. Il en serait de même, à mon » avis, de plusieurs autres points, s'il avait été plus impartial relativement à l'importance » des recherches de M. Amussat quant aux deux derniers points (invention des instrumens » et création de la méthode). Malgré les raisons assez plausibles qu'il donne en sa » faveur, comme *il y va de son honneur et de celui de ses compétiteurs*, je n'ai pas » une conviction assez intime pour me permettre de prononcer entre eux. Seulement » je crois devoir l'avertir, dans *son intérêt particulier*, qu'en cherchant à rabaisser si » fort le mérite des autres, il les excite naturellement à récriminer vivement contre lui, » et que souvent *le moyen de ne rien avoir est de vouloir tout obtenir.* » (*Archives générales*, tome XVI, page 158.)

11 février. CIVIALE. Lecture d'un mémoire à l'Institut sur la lithotritie. (*Revue médicale*, tome I, page 492.)

Mai. MAGENDIE. Rapport pour les prix Monthyon. (*Rev. méd.*, t. II, p. 454 et 460.)

Mai. CIVIALE. Deuxième lettre in-8º sur la lithotritie.

3 juin. LEMAITRE-FLORIAN. Du traitement de la pierre. (*Clin.*, t. II, nº 71, p. 282.)
C'est une analyse intéressante de tout ce qui a été publié sur la lithotritie.

16 juin. INSTITUT. Prix de 5,000 fr. à M. Heurteloup; médaille d'or à Gruithuisen.

Juillet. CIVIALE. Remarques sur le rapport de M. Magendie. (*Revue médicale*, tome III, page 97.)

Août. HEURTELOUP. Réclamation sur la lithotritie. (*Rev. méd.*, tome III, page 342.)

BIGOT. Procédé opératoire de M. le baron Heurteloup. (*Clinique*, t. II, nº 13, p. 51.)

ROCHE et SANSON. « Ce n'est qu'après que M. Amussat eut, èn 1822, reporté l'attention des chirurgiens sur la possibilité de sonder l'urètre avec des sondes droites, que l'on est parvenu à des résultats *satisfaisans*..... M. Amussat lui-même a imaginé un brise-pierre. On vit alors paraître le lithoprione de M. Leroy d'Étiolles, &c. » (*Pathologie médico-chirurgicale*, 2º édition, tome V, page 485.)

OBSERVATIONS de lithotritie pendant l'année 1828. (*Journal hebdomadaire*, nº 3, p. 99; *Journal analytique*, nº 3, mai 1828, page 245; *Archives générales*, t. XV, p. 132; t. XVI, p. 104; *Revue médicale*, t. I, p. 146; *Journal des progrès*, t. V, p. 213; *Clinique*, t. I, nº 49, page 4.)

1829. *Janvier.* AMUSSAT. Communication à l'Académie royale de médecine. (*Extrait du Journal analytique*, numéro de mars, page 385.)

Février. FOURNIER DE LEMPDES. Lithotritie perfectionnée. Un vol. in-8º.

17 juillet. RIGAL. Première lecture à l'Institut. Sonde pour faciliter l'introduction des instrumens droits. (*Clinique universelle*, tome I, page 16.)

3 août. PAMARD. Lithotriteur courbe. (*Clinique*, tome I, page 231.)

14 septembre. RIGAL. Deuxième lecture à l'Institut. *Mémoire sur les perfectionnemens qu'il a apportés aux instrumens lithotriteurs.* (*Arch. génér.*, tome XXI, page 459.)

22 septembre. AMUSSAT. Ses instrumens nouveaux : 1º pince à trois branches; on place l'impaire en bas pour faire tourner la pierre en frappant sur l'autre extrémité; 2º foret simple creux; 3º étaux mobiles en bois; 4º poucier; 5º forets doubles à levier et à bouton pour faire éclater la pierre après l'évidement; 6º pince à cinq branches. (*Lancette*, tome II, nº 40, page 158.) « Le mécanisme du poucier est d'une simplicité très-ingénieuse; il nous paraît remplacer parfaitement l'*étau du lit* et le *chevalet*, et n'en avoir pas les inconvéniens. »

On peut s'en convaincre, ainsi que nous l'avons fait, en agissant sur des calculs véritables et des pierres artificielles plus molles. On apprécie ainsi parfaitement la différence de pression qu'exige leur plus ou moins grande densité.

Septembre. RIGAL. Modification de ses instrumens. (*Lancette,* tome II, n° 40, page 157.)

24 septembre. RIGAL. Son procédé. (*Lancette,* tome II, n° 41, page 163.)

1er octobre. RIGAL. Réclamation. (*Lancette,* tome II, n° 44, page 176.)

Octobre. BANCAL. Manuel pratique de la lithotritie. Un vol. in-8°.

10 novembre. RIGAL. Brochure in-8° sur la lithotritie.

19 novembre. INSTITUT. Rapport de M. Duméril sur le mémoire précité de M. Rigal. (*Revue médicale,* tome IV, page 482.)

Décembre. DROUINEAU. Thèse sur la lithotritie.

CHÉLIUS, § 1759 : « Le procédé de Gruithuisen fut rejeté par les uns et tout-à-fait dédaigné et négligé par les autres, &c. » § 1760 : «CIVIALE, LEROY ET AMUSSAT SONT RENTRÉS DANS LE CHEMIN FRAYÉ PAR GRUITHUISEN. La direction droite des instrumens, qu'on dit être fondée sur les recherches du docteur Amussat, avait déjà été indiquée par Gruithuisen, &c. » (*Manuel de chirurgie,* 8e édit., 't. II, 1re part., p. 316.)

Comparer cette nouvelle opinion de Chélius sur Gruithuisen avec l'opinion émise en 1822. (*Voir* plus haut.)

WAENKER. « Quelque séduisantes que soient les idées communiquées par Gruithuisen, et quelque simples et convenables que soient les instrumens qu'il a proposés, *il ne s'est cependant trouvé personne qui ait poursuivi la proposition de cet auteur.* Tout ce qu'il avait dit fut au contraire regardé comme *une chimère ridicule et livré à l'oubli,* jusqu'à ce qu'en des temps plus récens, des chirurgiens français, *peut-être* en ignorant les idées générales de notre compatriote, reprirent la même idée, mais sans atteindre le même *degré de perfection* que Gruithuisen dans ce qu'ils proposaient. *Ainsi il reste à la chirurgie allemande la gloire d'avoir eu la première l'idée de la possibilité d'exécuter cette méthode ; mais la chirurgie française emporte l'avantage de l'avoir mise en pratique* » (*Thèse sur la lithotritie. Fribourg.*)

OBSERVATIONS de lithotritie pendant l'année 1829. Brise-coque. (*Clinique,* tome III, pages 343, 379. *Journal hebdomadaire,* n° 31, page 193; n° 77, page 500. *Lancette,* tome I, page 380; tome II, pages 17, 85, 129, 133, 157, 198, 201, 219, 233, 318. *Journal hebdomadaire,* n° 51, page 481. *Archives générales,* tome XX, page 268.

1830. PRAVAZ. Lithotriteur courbe (*Archives générales,* tome XXII, page 256), et lithotriteur droit dans une sonde courbe. (*Archives générales,* tome XXII, page 413.)

Février. GINIEZ. De Lithotritiâ, thèse. (*Lancette,* tome III, n° 9, page 36.)

2 mars. LANCETTE, tome III, n° 9, page 36. Foret triple. « Dans le n° 40, tome II, nous avons publié la modification faite par M. Amussat aux fraises doubles; c'était un bouton qu'il avait d'abord employé pour la pince *dilateur* de l'urètre (voyez *Journal des progrès,* tome V, page 218, 1827). Depuis lors, une nouvelle modification, qui nous paraît fort utile, et que l'occasion nous porte à faire connaître, a été faite par ce chirurgien, *toujours d'après cette idée : le bouton a été garni de dents, et sert lui-même de foret ; on a ainsi une fraise triple qui agit sur une grande surface avec sûreté et avec plus de promptitude.* Le trou étant triple, la pierre éclate bien plus aisément, et on abrège les séances et l'opération. Cette modification d'ailleurs n'augmente pas le volume de l'instrument, et il n'existe dans la fraise *aucune de ces articulations qui nous paraissent si dangereuses.* »

Avril. Tanchou. *Institut.* « M. Tanchou adresse à l'Académie ses instrumens lithotriteurs avec leur description, et l'indication sur la manière de s'en servir. M. Tanchou déclare que l'idée de cette pince ingénieuse (à dix branches) ne lui appartient pas, qu'elle est due à feu Meyrieu. » (*Archives générales*, tome XXIII, page 300.)

Avril. Civiale. Taille hypogastrique. (*Gazette médicale*, tome I, n° 16.)

Mai. Thiaudière. Thèse sur la lithotritie.

Juin. Institut. Expériences comparatives de lithotritie faites en présence de la commission Monthyon : « Pravaz, broiement en 15 min.; Leroy, en 9 min.; Amussat, en 5 min. » (*Procès-verbal.*)

Août. Dollez. Thèse sur la lithothrypsie.

Septembre. Civiale. Lecture sur la lithotritie, à l'Académie. (*Lancette*, tome III, page 369.)

Novembre. Tanchou. Un volume 8° avec planches.

Observations de lithotritie pendant l'année 1830. (*Lancette*, tome III, n°s 45, 50, 61, 62, 63; tome IV, n° 17. *Journal hebdomadaire*, tome VIII, n° 99.)

Civiale. Ses résultats à Necker. Compte rendu du traitement des calculeux à l'hôpital Necker, depuis le mois d'août 1829, jusqu'au mois de juillet 1830. (*Gazette médicale*, tome II, n° 5.) Rapport de M. Larrey. (*Lancette*, tome IV, n° 89.)

1831. *Mars.* Leroy. Sur l'opportunité de la lithotritie. (*Lancette*, tome IV, n° 68.)

Idem. Démétrius. Thèse sur la lithothrypsie, la cystotomie, &c.

Mai. Leroy. Tableau historique de la lithotritie.

Erreurs à rectifier dans ce travail :

Avril 1822 (omission importante), au lieu de *mai 1822*, Amussat et Leroy, on doit lire, *13 juin ;* au lieu de *Charrière 1830*, il faut lire, *foret à développement de M. Amussat, modifié par M. Charrière, appliqué avec succès par MM. Amussat, Leroy et quelques autres chirurgiens.* (Voyez plus haut, *2 mars 1830*, et *Lancette*, tome V, n°s 93, 97 et 99.)

16 mai. Institut. « M. Leroy d'Étiolles présente une pince à trois branches à courte courbure, qu'a exécutée pour lui, avec beaucoup d'habileté, M. Greiling, mécanicien, et dont il a obtenu de bons effets, ALORS QUE LES INSTRUMENS DROITS NE POUVAIENT PÉNÉTRER. » (*Extrait de la Gazette médicale*, tome II, n° 21.)

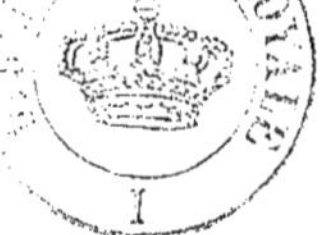

3

Mai. CIVIALE. Lettre sur la lithotritie urétrale. Brochure in-8°.

Juin. LEROY. Réponse aux lettres de M. Civiale.

Idem. PRAVAZ. Instrumens lithotriteurs. Académie de médecine. (*Gazette médicale,* tome II, n° 24.)

Juin. CIVIALE. Remarques sur la taille hypogastrique. Académie des sciences. (*Gazette médicale,* tome II, n° 24.)

Juin. LEROY. *Institut.* Reçoit un prix de 6,000 francs.

Juillet. CIVIALE. Lettre à l'Institut sur le prix accordé à M. Leroy. (*Gazette médicale,* tome II, n° 28.)

Août. AMUSSAT. Paquet cacheté adressé à l'Institut. Nouveaux instrumens perfectionnés.

Août. LEROY. Réponse à la lettre de M. Civiale. (*Gazette médicale,* tome II, n° 32.)

Septembre. JACOBSON. Instrument pour écraser les pierres dans la vessie. (*Lancette,* tome V, n° 44, page 176.)

Octobre. LEROY. Lecture à l'Académie sur la lithotritie. (*Gazette médicale,* tome II, n° 43.)

Novembre. AMUSSAT. *Institut.* Deuxième envoi : « Nouveaux instrumens de lithothrypsie, imaginés dans le but de simplifier cette opération, et de détruire la pierre dans une seule séance.

1° Pince à cinq branches; *canule tirée à deux filières ;* c'est-à-dire que la portion de la canule dans laquelle sont prises les branches est beaucoup plus grosse que la tige ;

2° Pince à sept branches; *canule tirée à trois filières,* un grand intervalle et six petits ;

3° Pince à sept branches, les trois mors du milieu presque droits, de sorte que, lorsqu'un calcul est renfermé dans cette pince, le foret le perce sur le côté ;

4° Pince à sept mors imbriqués, &c. ;

5° Engrenage. » (*Gazette médicale,* tome II, n° 47.)

HEURTELOUP. Principles of lithotrity. London.

BOYER. « M Amussat fut conduit, par ses recherches anatomiques sur l'urètre, à s'assurer » que l'on peut introduire par ce canal, dans la vessie de l'homme, une sonde tout-à-fait » droite, sans faire subir aucune violence aux parties. La possibilité de cette introduction fut » annoncée par M. Amussat, au mois d'avril 1822, comme une découverte nouvelle, et presque » tous les médecins la regardèrent comme telle, quoiqu'elle fût connue long-temps aupara- » vant ; mais si M. Amussat n'a pas l'avantage de la priorité sur ce point, on ne peut lui » refuser celui d'avoir tiré le cathétérisme que l'on nomme rectiligne, parce qu'on le pra- » tique avec une sonde droite, de l'oubli dans lequel il était tombé ; on peut même ajouter » *qu'il a conçu l'idée de cette opération, d'après ses recherches sur la direction et la structure* » *de l'urètre, et sans avoir aucune connaissance des livres dans lesquels il aurait pu la pui-* » *ser* (page 545). Si M. Amussat n'avait pas annoncé ce que Santerelli et Gruithuisen avaient

» démontré avant lui, savoir, la possibilité d'introduire une sonde droite par l'urètre dans la
» vessie de l'homme, on *aurait probablement renoncé au projet de détruire la pierre dans la*
» *vessie par des moyens mécaniques*, en sorte que nous aurions été privés, sinon pour tou-
» jours, au moins pour long-temps, des bienfaits de la lithotritie ; mais du moment que
» l'on connut la possibilité de porter une sonde droite de gros calibre dans la vessie, on
» changea la direction des instrumens lithotriteurs ; on les rendit parfaitement droits ;
» *et dès-lors toutes les difficultés qui provenaient de leur courbure s'évanouirent* (page 547). »
(*Maladies chirurgicales*, 4ᵉ édition, tome IX.)

Observations de lithotritie, pendant l'année 1831. (*Lancette*, tome V, nᵒ 9, page 385.)

RÉFLEXIONS

SUR LA SECONDE ÉPOQUE.

Après avoir lu les nombreux documens de la deuxième époque, il est facile de faire l'historique de la lithothrypsie, sous le triple rapport de l'*invention*, de l'*application* et du *perfectionnement*.

L'INVENTION de la lithothrypsie est attribuée à MM. Gruithuisen, Civiale, Leroy et à moi :
examinons les titres de chacun, et voyons ce que constate une rigoureuse justice.

La question de priorité d'invention a été tellement défigurée par l'amour-propre et l'intérêt
particulier, qu'il importe de la résoudre par des faits incontestables.

D'après MM. Percy, Leroy et Boyer, il est bien démontré que Gruithuisen a été complètement ignoré en France jusqu'en 1824. Il est donc bien évident qu'il n'a pu nous guider,
et que ses travaux ne nous ont pas plus servi que la sonde droite qu'on prétendait avoir été
trouvée dans les fouilles d'Herculanum. D'ailleurs, il ne suffisait pas de proposer des *sondes
droites* pour les faire admettre ; il fallait redresser le canal avant de redresser les sondes. Si
Gruithuisen eût été convaincu de la possibilité de détruire les calculs vésicaux par des *moyens
mécaniques*, il n'aurait pas conseillé le *galvanisme* et la *perfusion* ; il aurait abandonné ces
deux moyens, comme MM. Leroy et Civiale *ont abandonné les moyens chimiques et les instrumens courbes dès qu'ils ont eu connaissance de ma note de 1822.*

Dans son rapport à l'Institut, en 1824, Percy porte le jugement suivant sur les essais de
Gruithuisen : « Projet à peine ébauché dans une gazette étrangère, resté inculte et oublié
» dans le pays qui le vit naître ; tout entier en théorie et en spéculation, et *n'ayant jamais
» eu le moindre commencement d'exécution*, ni dans les instrumens, ni dans son emploi. »

Je dirai de M. Civiale ce que j'ai dit de M. Gruithuisen : ses travaux ont été complètement
ignorés jusqu'au mois de février 1823. En effet, « sur quoi s'appuie M. Civiale pour prouver
» son initiative en 1817 (dit M. Heurteloup, page 98 de sa lettre à l'Académie, 1827)? Sur
» une feuille de papier sans forme, festonnée par l'usure, sale et détériorée, *toute raturée*,

3′

» mal écrite, ayant en marge une esquisse au crayon représentant imparfaitement un instru-
» ment à poche qu'il destinait alors à saisir la pierre, et, *à côté de cet instrument,* le dessin
» d'un autre assez semblable à celui lithographié dans son travail, *mais dessiné plus fraîche-*
» *ment.* » MM. Leroy, Tavernier, moi-même, et tous ceux qui ont vu le manuscrit de M. Civiale, partagent l'opinion de M. Heurteloup.

En 1823, dans une brochure sur la rétention d'urine, page 16, section 1re (*Traitement par les bougies*), M. Civiale dit : « Il serait oiseux de faire ici l'histoire et la description des
» bougies : elles sont généralement trop connues pour que je doive m'y arrêter ; il en est de
» même du *canal* dans lequel on doit les introduire. *Aussi le passerai-je sous silence,* en
» renvoyant aux ouvrages de Winslow, &c. » En 1826, M. Civiale a osé imprimer, dans son
ouvrage *sur la lithotritie,* page 8 de la préface : « *De longues recherches anatomiques sur l'urètre m'ont conduit à la découverte de la lithotritie.* » En 1827, dans sa lettre à M. de
Kern, page 7, M. Civiale dit : « Les recherches de cet anatomiste (Amussat) sur la struc-
» ture de l'urètre n'ont contribué en rien au succès de la lithotritie. »

M. Boyer dit, en 1831, tome IX de sa chirurgie, page 545 : « *M. Amussat fut conduit par*
» *ses recherches anatomiques sur l'urètre* à s'assurer que l'on peut introduire par ce canal,
» dans la vessie de l'homme, une sonde tout-à-fait droite, sans faire subir aucune violence aux
» parties. »

On voit par ce rapprochement qu'il est bien difficile de tromper long-temps l'opinion pu-
blique, et qu'on ne trahit presque jamais impunément la vérité.

La question de priorité et d'invention se trouve parfaitement résolue par M. Leroy, dans
l'ouvrage consciencieux qu'il a publié en 1825. De nombreuses recherches chimiques sur
la composition des calculs et sur les lithontriptiques, prouvent que M. Leroy, comme
M. Civiale, en 1823, s'était beaucoup plus occupé de les dissoudre que de les broyer. En
1821, il ne propose son instrument courbe que pour faire *reconnaître la nature* des calculs
et favoriser leur dissolution. Il était invinciblement arrêté par la forme de son instrument :
il avoue *que c'est moi qui ai fait évanouir à ses yeux toutes les difficultés qui l'avaient arrêté jusqu'alors* (1822). Malgré cet aveu, il prétend à l'honneur de l'invention, parce
qu'il a présenté des instrumens perforateurs en même temps que j'ai présenté mon brise-
pierre à l'Académie ; mais, d'après ses propres aveux, il demeure évident qu'il était arrêté
et forcé d'abandonner ses recherches. Moi seul, j'ai vaincu les difficultés qui l'arrêtaient,
ainsi que M. Civiale. Dès-lors il est hors de doute que ces Messieurs ne sont entrés en
concurrence avec moi que parce que je me suis trop pressé d'émettre l'idée mère *dès sa naissance.* Je laisse maintenant à décider si j'aurais pu *seul* trouver les moyens d'exécution
de manière à éviter toute contestation de priorité, si je n'avais été guidé que par les avan-
tages de l'application de ma propre découverte.

Si, en 1821, l'Académie des sciences eût donné pour sujet de prix cette question :
« Trouver les moyens d'éviter l'opération de la cystotomie, » ou mieux : « Trouver le moyen
de détruire les calculs vésicaux par des agens mécaniques, » il est évident, je crois, que
seul, à cette époque, j'aurais pu résoudre le problème avec des instrumens droits, *et varier les moyens ;* tandis que MM. Leroy et Civiale n'avaient alors que des instrumens courbes.
Je suis bien éloigné cependant de vouloir jeter de la défaveur sur le mérite et les travaux de
M. Leroy, car une rigoureuse justice établit qu'il s'est activement occupé de chercher à
appliquer au broyement tous les instrumens qui pouvaient servir à cette opération : *pen-*

dant que je travaillais seul à établir le fait, et à détruire les préventions contre les instrumens droits, préventions difficiles à vaincre non-seulement parmi les notabilités chirurgicales, mais parmi tous ceux mêmes qui professaient alors l'anatomie et la chirurgie.

En résumé, MM. Gruithuisen, Civiale et Leroy avaient surtout pour but de détruire les calculs par les lithontriptiques; *les moyens mécaniques n'étaient qu'auxiliaires pour reconnaître la nature des calculs. Moi seul,* j'ai trouvé un moyen physique qui exclut les agens chimiques, auxquels je n'ai jamais pensé. Les documens prouvent en effet que je n'ai pas procédé comme ces Messieurs : voilà pourquoi je suis arrivé à un résultat tout différent. Enfin, si la priorité d'invention appartient à celui qui établit un fait nouveau, et qui l'a fait admettre par ses contemporains; ou mieux encore, à celui qui a donné l'impulsion à la science pour créer une nouvelle opération : les documens authentiques établiront que c'est moi uniquement qui ai ouvert la voie en avril 1822. Ce n'est pas Gruithuisen qui a donné l'impulsion : il n'a rien établi, il n'a rien fait admettre par ses contemporains; il a été ignoré en France jusqu'en 1824, et il n'avait donné aucune suite à ses recherches. Ce n'est pas non plus M. Civiale, puisqu'il avait, comme Gruithuisen, abandonné ses recherches lithontriptiques, et que, jusqu'en juin 1823, il n'avait rien publié; enfin ce n'est pas M. Leroy qui a donné l'impulsion, car il avoue qu'il était arrêté par la courbure de son instrument.

APPLICATION. — Sans doute M. Civiale a appliqué le premier la lithrotritie; mais il aurait dû se contenter de cet avantage, qu'il ne doit qu'à la faute que j'ai commise de publier trop vite des idées nouvelles qui, j'ose le dire, m'auraient conduit seul au but, si j'avais eu plus d'expérience, *comme cela m'est arrivé pour la torsion des artères.*

L'application d'un nouveau procédé chirurgical, par un autre que l'inventeur, peut mériter des encouragemens lorsqu'elle est faite avec bonne foi; mais appliquer n'est pas tout, quoi qu'en aient dit quelques honorables savans, qui ne veulent voir que le résultat pratique d'une découverte, et qui trouveraient certainement un tel jugement fort injuste, si on leur en faisait subir les conséquences.

En général, le succès éblouit et fait oublier qu'il est plus difficile d'imaginer que d'appliquer; et ce qui prouve cette assertion, c'est que, si la lithothrypsie restait telle qu'on la connaît maintenant d'après M. Civiale, je ne crains pas d'avancer qu'elle serait abandonnée dans le plus grand nombre des cas, ou qu'elle ne serait pratiquée que par un très-petit nombre de chirurgiens.

PERFECTIONNEMENT. — En jetant un coup-d'œil rapide sur les instrumens nombreux qui ont été imaginés depuis 1822 (car la lithothrypsie n'est progressive que depuis cette époque), on voit que cette nouvelle opération comprend déjà un assez grand nombre de procédés, qu'on peut cependant réduire à cinq : 1º l'écrasement; 2º l'usure ou destruction par perforation multipliée; 3º l'usure ou destruction de dedans en dehors, ou l'évidement après la perforation simple; 4º l'usure ou destruction de dehors en dedans; 5º l'usure ou destruction par perforation large et éclatement (ce procédé s'exécute avec mes pinces à branches multiples et mon foret triple). C'est par l'expérimentation mécanique que j'ai été conduit à ce résultat important. L'écrasement et la perforation sont les deux seuls moyens employés maintenant. L'écrasement avait été presque entièrement abandonné : MM. Jacobson et Heurteloup viennent de chercher à le reproduire; mais il ne peut soutenir la comparaison avec mon procédé, sous le rapport du résultat immédiat et définitif, c'est-à-dire de la destruction complète d'un petit calcul dans le moins de temps possible. Tous les chirurgiens attentifs aux progrès de la chirurgie conviennent maintenant que c'est *d'après mes idées et celles de M. Leroy* que M. Civiale a fait fabriquer ses instrumens; aussi remarquons qu'ils n'ont pas varié, et que celui qui se dit l'inventeur de la lithothrypsie n'a rien imaginé depuis; il n'a rien fait pour étendre ni pour perfectionner cette belle opération. Il suffit de lire tout ce qu'il a publié sur cette matière pour s'assurer qu'il est demeuré stationnaire, et qu'il s'est uniquement appliqué à exploiter et non à perfectionner. Qu'il me soit permis de dire que non-seulement j'ai créé les premiers instrumens droits efficaces, mais que même j'ai constamment cherché à perfectionner; et j'ose dire que, dans l'état actuel de la science, mes instrumens seuls me semblent approcher du but que l'on devait s'efforcer d'atteindre. Je réclame donc les honneurs de l'invention et du perfectionnement avec confiance, maintenant que la vérité historique se fait jour malgré tous les genres d'obstacles; et ce qui le prouve, c'est que M. Boyer dit, dans son ouvrage sur la chirurgie, 4ᵉ édition, tome IX, p. 547 :

« *Si M. Amussat n'avait pas annoncé ce que Santerelli et Gruithuisen avaient démontré* » *long-temps avant lui, savoir, la possibilité d'introduire une sonde droite par l'urètre* » *dans la vessie de l'homme, on aurait probablement renoncé au projet de détruire la pierre* » *dans ce viscère par des moyens mécaniques; EN SORTE QUE NOUS AURIONS ÉTÉ PRI-* » *VÉS, SINON POUR TOUJOURS, AU MOINS POUR LONG-TEMPS, DES BIENFAITS DE* » *LA LITHOTHRYPSIE.* »

N. B. M. Boyer ne fait aucune mention de Santerelli ni de M. Gruithuisen dans les trois éditions précédentes de ses œuvres chirurgicales. Gruithuisen n'a été connu qu'en 1824, et Santerelli en 1826.

LITHOTHRYPSIE.[1]

INTRODUCTION.

La Lithothrypsie est la plus difficile et la plus délicate de toutes les opérations de chirurgie; c'est une opération à part, qui exige une étude spéciale et approfondie.

Pour l'apprendre, il faut étudier avec soin le mécanisme compliqué des instrumens, et leur mode tout particulier d'action. Avant de pratiquer cette importante opération, il est indispensable de faire des essais sur table d'abord, puis sur le cadavre, et même sur des animaux vivans.

§ Ier. ESSAIS SUR TABLE.

Les essais sur table sont des études préparatoires indispensables.

Pour procéder avec méthode, on peut suivre avec avantage l'ordre que je vais indiquer : 1º Étude de l'instrument et de son mode d'action; 2º broyer une pierre à découvert; 3º broyer une pierre sans voir; 4º faire la même expérience sur une pierre renfermée dans un chapeau, dans les mains d'un aide, ou dans une vessie détachée.

§ II. ÉTUDE DE L'INSTRUMENT.

L'instrument tout monté se compose des objets suivans, *voy.* F I.

1º *L'archet* A A ; 2º *le poucier* BB, sur lequel tient la *poulie* C; 3º *la canule* DD; *la boîte à liége* E, et *le régulateur-support* FFFF; 4º *la pince à sept branches* G G, et *sa boîte à liége* g ; *la plaque* longue H H ; 5º *le foret* I I et *son curseur* J.

Pour démonter l'instrument, on commencera par le *poucier* B B en détournant la vis K. On dégage le *régulateur* FFFF du *curseur* J; on retire celui-ci après avoir détourné la vis L; on ouvre la *pince* G pour retirer le foret par la tête; préalablement on dévisse *l'écrou a* F 2. Pour retirer la *pince* à sept branches de la *canule* extérieure, il faut d'abord dévisser la *boîte à plaque* de la pince; pour cela on commence par serrer la *vis* M de la boîte à liége E; alors on peut dévisser la *boîte à plaque* H H, puis on retire la pince par les branches.

Examinons maintenant chaque pièce en particulier; d'abord la canule. Elle porte un *entonnoir* T, le *régulateur* et une *boîte à liége*; cette boîte se compose d'un *couvercle* N qui contient un *bouchon* perforé pour laisser passer le *cylindre* de la pince; au fond de la boîte se trouve une *rondelle* et un *coussinet* pour empêcher que la vis M ne presse immédiatement sur le *tube* de la pince G.

Le régulateur-support est un carré long qui se fixe sur la canule au moyen de la *vis* O, et sur le *curseur* du foret par un *demi-collier* PP. La *pince à sept branches* est

---

1 Le but que je me propose dans le broiement de la pierre justifie l'adoption de ce mot, qui dérive de λίθος, *pierre*, et de θρύπτω, *rompre en éclats, pulvériser.*

disposée de sorte qu'il y a six petits intervalles et un très - grand, V. F. 6 ; on peut aussi avoir une *pince à neuf branches* disposée de la même manière, V. F. 7. La *pince à sept branches* de la figure 1re présente sur son *tube extérieur* G des n°s 0, *6, 9, 12, 15, 18 ;* ils sont situés vis-à-vis la *branche impaire* de la pince, ou la quatrième ; ces numéros servent à indiquer le degré d'écartement des mors, lorsqu'ils sont serrés par la canule extérieure. La *boîte à liége* g de la pince F I est construite comme celle de la canule ; sa *plaque longue* H H est destinée à recevoir l'index et le médius de la main gauche, dont le pouce est introduit dans les *anneaux* Q Q Q du *poucier* B B, lorsqu'on perfore la pierre. Le *foret* F 2 se compose de deux parties, un *foret central* b et un *foret double* c c ; le foret central est terminé par une tête ; à un pouce de la tête on voit deux *crêtes* ou *oreillons* F 3, d d, destinés à empêcher le foret simple de tourner dans le foret double ; à l'autre extrémité du foret simple se trouve une *vis de rappel* e e F 2, destinée à recevoir *l'écrou a*. Au-delà on remarque sur le tube du foret double des *lignes* et une *flèche* qui servent à mesurer la profondeur du trou que l'on pratique à la pierre. g désigne une ligne ou *repère* qui indique le point où doit correspondre la plaque de la boîte de la pince, h le point où doit correspondre le curseur pour que la pince puisse convenablement embrasser le foret.

Le foret double, fig. 2, présente une tête divisée en deux portions égales c c et garnie de dents ; les deux portions réunies, fig. 4, forment un cône creux en dedans qui est destiné à recevoir la tête du foret simple ; l'autre extrémité est coupée perpendiculairement, i F 2, pour offrir un point d'appui à l'écrou *a*. La fig. 2 b. c. c. représente la fraise à l'état triple, c'est-à-dire que la tête du foret simple est parfaitement de niveau avec les deux moitiés du foret double ; pour obtenir cet effet, il suffit de visser *l'écrou a* de la fig. 2 jusqu'à ce que l'extrémité du foret simple soit de *niveau* avec le bout de l'écrou. Le curseur J est une boîte à bouchon pareille à celle de la canule ; elle présente en avant une *rainure* circulaire, dans laquelle vient s'accrocher le demi-collier du régulateur-support. La fig. 5 représente le foret à l'état simple, c'est-à-dire que les deux forets réunis n'offrent pas plus de volume que s'il n'y en avait qu'un seul.

Le poucier se compose d'un *étui* B, d'une *poulie* C, d'une *plaque à anneaux* et d'une *tête mobile* fixée par deux *vis* SS ; il suffit de démonter cette pièce pour comprendre son mécanisme. L'archet A A se compose d'un *manche,* d'une *tige* et d'une *corde de chanvre ou de boyau.* Pour remonter l'instrument, il faut suivre un ordre inverse de celui qui vient d'être indiqué et imiter ce que l'on voit sur la fig. 1re.

Mécanisme de l'instrument. — Je suppose l'instrument monté et fermé sans le poucier : on prend la *plaque* de la boîte de la pince avec les doigts de la main droite, en tenant cette main immobile, l'avant-bras étant appuyé sur la hanche droite ; on fixe tout l'instrument ; alors, avec le pouce de la main gauche, on appuie sur le haut de la plaque, et, les autres doigts en avant de la traverse du *régulateur,* on forme le compas. Si on cherche à rapprocher les doigts, on fait ouvrir graduellement la pince. Pour la fermer, on embrasse le régulateur avec la main gauche et on le pousse en avant pendant qu'on tient toujours l'instrument immobile avec la main droite. On doit répéter cette manœuvre plusieurs fois, doucement et avec attention, pour mieux comprendre le mécanisme et l'action de chaque pièce. Avant de procéder à la manœuvre sur table, il faut se procurer des calculs factices, et vrais, s'il est possible : on fait des.calculs factices avec des morceaux de moellon homogène, ou de marbre, que l'on arrondit avec un couteau ou mieux avec une râpe; les calculs de plâtre sont trop mous et ne sont pas favorables à l'éclatement. (On trouve des calculs factices chez **M. Samson**, passage du Commerce, n° 31, faub. S.-Germ.) En général, on a des idées fausses sur la forme des calculs, car, lorsqu'on en fait d'artificiels, on leur donne presque toujours la forme ronde; sans doute parce qu'on ignore que très-rarement les calculs humains offrent cette forme, peut-être aussi parce qu'il est beaucoup plus facile de manœuvrer sur un sphéroïde que sur un ovoïde. (*Voir* mon tableau des concrétions urinaires.) Après ces premiers essais, on doit comparer l'action des différens *instrumens lithothrypteurs*, car il ne faut les juger qu'après les avoir essayés assez grand nombre de fois sur des pierres de toutes les formes et duretés. Par exemple, pour les forets, on peut de suite juger le foret simple ordinaire et mon foret triple; en les essayant sur deux pierres égales, on se convaincra que le foret simple a non-seulement l'inconvénient de faire un trou très-petit comparativement, mais encore de faire ce trou très-lentement et très-péniblement, ce qui vient de ce que la sciure ne se dégage pas si facilement avec un perforateur cylindrique (ou simple) qu'avec un *ovoïde* (ou triple), puis on peut conduire l'expérience jusqu'à la fin pour juger le résultat; pour cela on prend deux pierres égales, et on cherche à les détruire complètement, l'une avec une pince à trois branches et un foret simple, l'autre avec mon nouvel instrument.

§ III. LITHOTHRYPSIE sur table à découvert.

Il est utile d'étudier de nouveau l'instrument en le montant et le démontant, puis on le fait fonctionner à *vide* comme si on agissait sur une pierre, pour n'être occupé d'abord que du mécanisme et de l'action de ses différentes pièces; quand on l'a bien compris, on passe à l'action véritable sur une pierre factice friable. Le poucier sur lequel est monté l'archet est confié à un aide placé à droite de l'opérateur; on saisit une petite pierre; si elle est prise en travers, on serre la vis de la canule extérieure, on tourne la pince pour que le grand intervalle regarde en haut, et on abaisse le régulateur qui devient un support lorsqu'il est embrassé par la main gauche d'un aide qui est placé à gauche de l'opérateur; alors on met le foret à l'état triple (*voy.* fig. 2 b. c. c.) à mesure qu'on le fait avancer et mordre sur la pierre en le tournant par le moyen de son curseur. On remarque la ligne du foret correspondante à la plaque longue, puis on monte le poucier sur le foret et on le fixe en serrant la vis; l'opérateur introduit le pouce de la main gauche dans l'anneau du poucier et les doigts de la même main autour de la plaque longue de la boîte de la pince. L'aide placé à gauche soutient la main droite de l'opérateur, celui-ci doit à peine pousser le foret; il doit aussi faire agir doucement l'archet en commençant; les mêmes précautions doivent être prises en terminant la perforation; lorsqu'elle est effectuée, on desserre un peu la pince, on retire le foret au centre de la pierre, que l'on fait éclater à plusieurs reprises en tournant l'écrou du foret; un petit bruit et le défaut de résistance annoncent qu'on a obtenu l'effet desiré. Cette partie importante de l'opération étant achevée, on met le foret à l'état simple (*voy.* fig. 5), et on serre la pince pour tasser les morceaux; on retire le foret un peu en arrière, on serre de nouveau, et si on ne réussit pas, on desserre un peu la pince et on frappe sur l'instrument pour déranger les rapports des fragmens, qu'on serre de nouveau, et on agit sur eux comme sur une pierre entière jusqu'à ce qu'on ait tout réduit en poussière; *les aides doivent répéter la même expérience;* on peut ensuite faire agir l'instrument sur des pierres de formes et de volumes différens. Il est très-utile aussi d'essayer sur des pierres véritables, pour comparer la résistance différente et les difficultés réelles qu'elles présentent.

§ IV. ESSAIS SUR LA TABLE SANS VOIR.

Après avoir répété la manœuvre précédente, on passe à une expérience plus difficile, qui consiste à faire la même opération sans voir : sur table, dans un chapeau, dans les mains d'un aide, et enfin dans une vessie détachée. Ces derniers essais doivent être faits avec beaucoup d'attention sur une vessie enlevée avec les organes génitaux d'un homme (*tout le petit bassin, s'il est possible*). C'est la transition naturelle entre les expériences précédentes et celles qui vont suivre. *Lorsque la vessie est vide, et que la paroi postérieure s'applique sur les branches de la pince, on la repousse doucement avec le foret au-delà des mors, et on ferme la pince sur le foret; puis on retire celui-ci avec soin.* Il ne faut pas trop se hâter d'opérer sur l'homme; on doit avoir la patience d'épuiser l'ordre que j'ai tracé, et répéter deux fois les essais, qui sont très-profitables pour l'opérateur, et surtout pour les aides, qui jugent ce qu'il faudrait faire pour éviter les fautes qu'ils voient commettre.

§ V. ESSAIS SUR LE CADAVRE.

Les essais de lithothrypsie sur le cadavre seront d'autant plus profitables, qu'on aura fait avec plus de soin les essais sur table. Pour apprendre convenablement la lithrothrypsie, et pour se familiariser promptement avec les difficultés qu'on doit rencontrer dans la pratique, il faut varier et multiplier les essais : 1° sur un cadavre d'adulte ; 2° de vieillard; 3° d'enfant; 4° de femme; 5° de jeune fille. Sur le même sujet on peut pratiquer en trois séances tous les essais de lithothrypsie et de cystotomie.

Première séance. Pour étudier tous les temps de la manœuvre opératoire, et pour permettre aux assistans de les bien comprendre, j'ai trouvé le moyen de découvrir les organes génito-urinaires d'un côté, sans nuire aux opérations que l'on veut pratiquer ; pour cela il faut enlever *la cuisse gauche,* et agrandir autant que possible le trou ovalaire de l'os des îles, de manière à ne conserver qu'une bandelette osseuse pour soutenir les viscères et les attaches des parois abdominales; par ce moyen on obtient une large ouverture qui permet de voir les organes en rapport. Des scalpels, des pinces à dissection, des érignes, des ciseaux, des gouges, un marteau, une scie, une algalie, une seringue, du fil et des aiguilles courbes, sont les objets nécessaires pour la préparation anatomique. Des algalies courbes et droites, de l'huile, un stéthoscope, deux calculs gros comme des noix, une aiguille enfilée et un lithothrypteur complet, sont les objets nécessaires pour la lithothrypsie. Mon bistouri à lame large, des tenettes et ma canule, suffisent pour la cystotomie postéro-pubienne.

Après avoir examiné l'urètre, la vessie et le rectum dans l'état de vacuité ; après avoir exercé le cathétérisme avec des instrumens courbes et droits (le cathétérisme avec des instrumens droits est difficile et souvent impossible lorsque le sujet est couché horizontalement; *il faut le courber en avant* pour relâcher le ligament suspenseur de la verge), et, après avoir constaté les obstacles naturels que présente l'urètre, on peut insuffler la vessie d'abord, et ensuite graduellement le rectum pour voir *élever la vessie,* et observer qu'elle entraîne avec elle l'urètre en haut, ce qui rend le canal *d'autant plus recourbé* dans la portion sous-pubienne, qu'on insuffle davantage le rectum. *C'est pourtant d'après cette préparation qu'on décrit généralement l'urètre.* Il suffit de désinsuffler ces organes et de remplir la vessie de liquide, pour rendre l'urètre à sa direction naturelle, et se convaincre que *l'épaisseur du bulbe* au-dessous de l'urètre, et *l'insufflation de la vessie et du rectum*, sont les causes qui ont contribué à entretenir une erreur anatomique sur la direction de l'urètre ; on fait ensuite une ouverture à la vessie au milieu de sa face latérale gauche ; on y introduit les deux calculs, et on circonscrit l'ouverture avec l'aiguille enfilée ; puis on réintroduit de l'eau ; on procède au cathétérisme appréciateur des calculs, et on pratique la lithothrypsie comme nous l'avons déjà indiqué (§§ III et IV) ; enfin on termine par la manœuvre de la cystotomie postéro-pubienne. (*Voy.* §§ III et IV de la cystotomie p.-p.)

Deuxième séance sur le même cadavre. La vessie étant largement ouverte par en haut, et les angles de l'ouverture tenus par des érignes, on peut se livrer à des essais très-profitables pour celui qui opère, et surtout pour les assistans, qui peuvent suivre toutes les manœuvres et profiter très-avantageusement des fautes de l'opérateur. 1º Observer les déplacemens d'un calcul dans les différentes situations du bassin ; 2º Apprendre à reconnaître par le cathétérisme la présence des calculs dans la vessie et dans la portion prostatique de l'urètre (volume, forme, nombre) ; 3º Terminer par des essais de lithothrypsie.

Troisième et dernière séance sur le même cadavre. Cette séance doit être particulièrement destinée, 1º à constater la présence des petits calculs ou fragmens de calculs dans la vessie, et à essayer de les broyer ou de les extraire ; 2º même étude pour les petits calculs ou fragmens arrêtés dans l'urètre, et chercher à extraire toutes sortes de corps étrangers introduits dans ce canal par le méat urinaire ; 3º fendre l'urètre et la vessie en haut pour observer l'état des organes, examiner la direction du canal *et surtout les obstacles naturels à l'introduction des sondes* (bulbe et prostate) : pour cela on fait glisser d'avant en arrière, sur la muqueuse, le bout du doigt ou d'une sonde. (Voy. *Arch. gén.*, janvier et avril 1824.)

CADAVRE DE VIEILLARD. — On doit répéter et varier tout ce qui a été indiqué pour l'adulte (§ V) ; pour cet effet, on introduira dans la vessie deux calculs, l'un gros comme une noix, l'autre comme un œuf aplati, qu'on placera en travers dans le bas-fond de la vessie.

CADAVRE D'ENFANT. — Il convient de procéder absolument comme sur l'adulte et le vieillard, c'est-à-dire qu'il faut diviser en trois séances tous les essais qu'on peut faire.
(Instrumens plus petits et deux calculs de la grosseur d'une noisette.)

CADAVRE DE FEMME. — On doit suivre le même ordre que pour l'homme. La préparation anatomique mérite *une attention* spéciale ; on doit en profiter pour étudier les véritables rapports de l'utérus et de ses annexes ; appliquer spéculum et pessaires, s'exercer au toucher par le vagin et le rectum ; simuler tous les déplacemens de l'utérus ; enfin l'attirer à la vulve avec une pince de Museux, pour apprécier les effets de cette violence. Après cette utile digression, il faut reprendre l'ordre que nous avons indiqué § V, et terminer par des essais de cystotomie.
(Deux calculs friables, gros comme des œufs de pigeon, et un troisième gros comme un œuf d'oie et plus.)

4*

Cadavre de jeune fille. — Il est utile de répéter sur un cadavre de jeune fille tous les essais qui ont été pratiqués sur la femme et sur l'enfant.

§ VI. ESSAIS SUR LES ANIMAUX VIVANS.

La répugnance qu'on pourrait éprouver à appliquer la lithothrypsie sur un animal vivant doit être vaincue par l'importance du résultat; car il est certain qu'il vaut mieux faire un apprentissage, quelquefois funeste, plutôt sur un animal que sur le premier calculeux que l'on doit opérer; d'ailleurs il est impossible de juger complètement cette opération sur la nature morte. L'examen de la vessie et de l'urètre d'un animal vivant, sur lequel on a appliqué la lithothrypsie, justifie tout ce que j'avance, et prouve aussi combien sont coupables ceux qui pratiquent légèrement une pareille opération, et ceux qui osent dire qu'ils n'ont jamais pincé la vessie. Je crains même que cette épreuve ne décourage quelques chirurgiens, et qu'elle ne nuise à l'opinion qu'on doit avoir de cette importante opération; mais aussi j'espère qu'elle fera naître de grandes réflexions, et qu'elle démontrera l'importance de pareils essais avant d'appliquer la lithothrypsie sur l'homme. Comme il est indispensable de faire une ouverture à la vessie pour y introduire le calcul que l'on veut broyer, on peut commencer par pratiquer la cystotomie (*voy.* § V de la cystotomie p.-p.). Il suffit de faire une seule épreuve de cette espèce pour apprécier les difficultés qu'apporte la vie, et pour constater les lésions qui peuvent avoir lieu, quelques précautions que l'on prenne.

§ VII. APPLICATION.

On a beaucoup trop dit et répété que la lithothrypsie était une opération simple et sans danger; des faits nombreux sont venus prouver le contraire. Pour appliquer la lithothrypsie le plus sûrement possible, il faut d'abord pratiquer au moins une fois les essais qui précèdent dans l'ordre que je viens d'indiquer, puis lire tout ce qui a été écrit sur cette opération; méditer profondément ensuite, et se livrer à quelques nouveaux essais avant d'oser l'appliquer sur l'homme. Les médecins doivent être plus attentifs que jamais, et les malades ne doivent plus autant s'effrayer du cathétérisme, ni de ce qu'ils redoutaient tant (la certitude d'avoir la pierre), alors qu'il n'y avait pour eux qu'une ressource, la cystotomie. Maintenant il dépend d'eux et du premier médecin consulté de diminuer le nombre des cas où cette dernière opération est indispensable. Je suppose aussi qu'on a bien diagnostiqué et fait constater prudemment que le cas est favorable à la lithothrypsie, c'est-à-dire que le calcul n'est pas trop gros, que la vessie n'en contient pas un trop grand nombre d'une certaine grosseur, et qu'elle supporte bien, ainsi que l'urètre, la présence des instrumens et de l'injection.

L'expérience a démontré qu'on peut pratiquer la lithothrypsie dans toutes les saisons; il n'en est pas de même de la cystotomie. La préparation du malade consiste à le disposer moralement et physiquement. On doit donc commencer par lui donner une idée exacte de l'opération. (L'exagération des succès et quelques insuccès ont rendu les malades très-défians contre la lithothrypsie.) On cherche d'abord à émousser graduellement la sensibilité de l'urètre et de la vessie (sondes flexibles graduées, sondes d'argent courbes et droites, injections, débridement du méat; introduction d'une sonde droite égale au volume de l'instrument lithothrypteur). Si le malade supporte bien ces préparatifs, on doit se hâter de faire l'opération. Dès-lors on disposera avec soin tout ce qui est nécessaire au succès. 1° *La*

chambre dans laquelle on fera l'opération doit être grande, bien éclairée, et éloignée du bruit.
2° *Le lit ou la table.* — L'opérateur doit ensuite *préparer les instrumens* et se préparer
lui-même consciencieusement; pour cet effet, il doit répéter et méditer avec soin l'opération
avec les aides qui doivent l'assister. Immédiatement après, l'opérateur doit *lui-même* examiner soigneusement les différentes pièces de son instrument, et les faire ajuster si elles ne
fonctionnent pas bien. (Éprouver les branches de la pince, faire aviver les dents de la
fraise; changer les bouchons des boîtes; graisser les canules et le foret, et vérifier l'en-
semble.) Enfin il doit faire une dernière exploration sur le malade la veille de l'opération, pour
mieux apprécier encore l'état des organes et celui du corps inerte qu'il se propose de détruire.

(Ces détails paraîtront peut-être trop minutieux à quelques chirurgiens; mais on a péché
jusqu'à présent par un défaut contraire; et c'est surtout pour ceux qui veulent apprendre cette
opération délicate que j'écris.)

§ VIII. opération.

Je suppose que tous les objets nécessaires à l'opération ont été préparés avec soin et
attention *par l'opérateur,* et qu'il a vérifié le tout; je suppose aussi qu'on a un nombre
suffisant d'aides, et qu'on n'a admis que les *assistans accordés* par le malade : celui-ci est
placé en travers sur son lit ou sur une table, le bassin convenablement élevé. L'opérateur
se place à sa gauche; il constate la présence et la position de la pierre avec la sonde, et
il fait injecter doucement un verre ou deux d'eau tiède; il se place entre les jambes du
malade, qui doit être alors *presque assis ;* puis il introduit l'instrument, préalablement
chauffé, graissé et huilé. Dès que l'instrument a pénétré, on fait coucher le malade, et
on recherche la pierre, qui doit être saisie et perforée comme nous l'avons décrit, ayant
soin de tenir l'instrument de manière que la destruction ait lieu au milieu de la vessie.
Alors on retourne la pince, on l'ouvre à moitié, et l'on frappe sur l'autre extrémité pour
faire tomber la sciure et les petits morceaux; puis on referme la pince avec beaucoup
de précaution, et on la retire doucement en la tournant sur son axe; enfin on continue,
comme nous l'avons déjà indiqué §§ III et IV, jusqu'à ce que la pierre soit entièrement détruite, si elle n'est pas trop grosse. Immédiatement après l'opération, le malade rend une
urine trouble; au fond du vase on trouve beaucoup de sciure et de petits fragmens : un
bain chaud prolongé favorise la sortie des morceaux et calme l'irritation de la vessie. Quelquefois des fragmens assez gros restent dans l'urètre, on doit les broyer dans le point où ils
sont arrêtés, si on ne peut les extraire. Le plus ordinairement c'est dans la portion prostatique du canal : il faut toujours les broyer avec mon foret triple, pour *les casser après
les avoir perforés.* Dès que le malade n'accuse plus aucun des symptômes de la pierre, il
faut explorer l'urètre et la vessie avec soin, et attendre encore quelques jours pour *observer et explorer de nouveau,* afin de prononcer avec assurance qu'il ne reste plus de corps
étranger dans l'urètre ni dans la vessie.

OBJECTIONS CONTRE LA LITHOTHRYPSIE.

On peut réduire à quatre les principales objections faites contre la lithothrypsie ; 1° la
rectitude de l'instrument; 2° la difficulté de l'opération et ses dangers (pincer la vessie, la
perforer, la déchirer, ainsi que l'urètre); 3° le résultat de l'opération doit être souvent dou-

teux, parce qu'on peut laisser quelques fragmens de calcul ; 4° enfin la lithothrypsie n'est applicable qu'à un petit nombre de calculeux. La 1re objection a été d'abord détruite par mes travaux sur l'urètre. La 2e objection est bien diminuée par la simplicité du mécanisme de mon instrument et de son mode d'action. La 3e objection a sans doute quelque valeur ; mais, dans le plus grand nombre des cas, lorsque la vessie est saine, et qu'elle jouit de toute sa sensibilité, les fragmens qui sont trop gros pour franchir le col sont certainement *perçus* par les sensations d'un malade attentif ou par les explorations *variées* d'un opérateur qui ne se presse pas trop de croire que son opération est terminée. La 4e était malheureusement très-fondée ; en effet, le plus grand reproche qu'on ait fait à la lithothrypsie, c'est d'exiger plusieurs séances, même pour un calcul d'un petit volume ; mais ce reproche ne peut plus être fait depuis que j'ai trouvé le moyen d'augmenter le nombre des branches de la pince et l'action du foret, sans donner plus de volume à l'instrument. Mais il ne faut pas étendre trop loin la puissance de la lithothrypsie ; dès qu'une pierre est un peu grosse (comme un petit œuf de poule, par exemple), elle a déjà altéré la vessie sous le rapport de la sensibilité et de la capacité ; alors il faut être très-circonspect dans l'emploi de la lithothrypsie ; c'est parce qu'on a trop généralisé son application, qu'on a très-souvent compromis le malade et le procédé.

AVANTAGES DE LA LITHOTHRYPSIE.

1° Elle ne cause point d'effroi ; il n'y a point d'effusion de sang, parce qu'on ne se sert pas d'instrumens tranchans. 2° La douleur est légère dans le plus grand nombre des cas, lorsque la vessie n'est pas malade ; la préhension de la pierre seule est un peu douloureuse. On peut détruire dans une seule séance un calcul petit ou de moyenne grosseur. 4° Immédiatement après l'opération, ou quelques minutes après, le malade se trouve aussi bien qu'avant et souvent mieux ; il peut continuer son régime ordinaire, *parce que c'est sur un corps inerte qu'a porté l'action de l'instrument destructeur.* 5° Les suites de l'opération sont nulles quand elle a été pratiquée convenablement, et le malade est guéri dès qu'il a rendu la sciure et les fragmens. En résumé, dans l'état actuel de la science, les inconvéniens de la lithothrypsie sont peu de chose en comparaison de ses avantages, qui sont immenses ; la lithothrypsie est un bienfait pour les calculeux lorsqu'elle est appliquée avec discernement, et par conséquent *le point le plus important est de bien distinguer les cas dans lesquels elle convient, et ceux dans lesquels il faut avoir recours à la cystotomie.*

CYSTOTOMIE
POSTÉRO - PUBIENNE[1].

§ Ier. INTRODUCTION.

La cystotomie, qui était l'unique ressource des calculeux il y a seulement huit ou dix ans, n'est plus heureusement aujourd'hui que le dernier moyen de se délivrer de la pierre. — Quoique restreinte, la cyst. ne doit pas être abandonnée ; *et si l'on se persuade malheureusement que la lithothrypsie peut suffire, on négligera la cyst. ;* on sera forcé de faire abus de la lithothrypsie, et l'on sera cruellement déçu, car la mortalité sera plus grande, et les accidens consécutifs surtout seront, dans cette dernière opération, plus fâcheux même qu'après la taille.

Dès que j'eus reconnu que la lithothrypsie n'était pas applicable dans tous les cas, je recherchai la méthode la moins dangereuse d'extraire la pierre en faisant une ouverture à la vessie ; et, comme tous ceux qui se sont occupés de la statistique de cette partie de la chirurgie, j'ai trouvé que c'était la cyst. par l'hypogastre : c'est d'ailleurs *la seule voie qui puisse permettre l'extraction de gros calculs.* J'ai été frappé de ces deux grands avantages et surtout du dernier ; j'ai toujours été en outre péniblement affecté en lisant des relations d'opérations de cyst. dans lesquelles on avait été forcé d'avoir recours à la taille hypog., après avoir inutilement tenté la cyst. s.-p. J'ai voulu savoir pourquoi l'on avait préféré le périnée à l'hypogastre, et par quels motifs on n'avait employé le haut appareil que lorsque le bas appareil n'avait pas réussi ; j'ai reconnu alors : 1º que les préjugés d'Hippocrate sur les blessures du corps de la vessie avaient long-temps empêché les chirurgiens d'ouvrir la poche urinaire par l'hypogastre ; 2º que Franco, qui le premier, en 1556, pratiqua cette opération sur un enfant, n'ayant pas réussi à extraire la pierre par le périnée, découragea les chirurgiens de son temps. (*Il termine ainsi le récit de sa double opération.*) « Et puis après, le patient fut guary (nonobstant qu'il en fut bien malade) et la playe conso-»lidée, combien que je ne conseille à homme de ainsi faire. » 3º Que le procédé de Rousset, et tous ses dérivés, qui consistent à distendre énormément la vessie, de manière à pouvoir l'inciser *au-dessus des pubis, entre les os et le repli du péritoine,* est trop douloureux, et impraticable lorsque la vessie est malade ; 4º que la double opération de frère Côme, ou seulement la difficulté d'éviter la *lésion du péritoine* avec la sonde à dard introduite par l'urètre, ont encore arrêté les progrès de la cyst. par l'hypogastre.

En résumé, cette dernière opération (relativement à l'incision de la vessie) comprend quatre procédés : Franco incise la vessie sur la pierre *au-dessus des pubis,* comme Celse

---

[1] Et non pas sus-pubienne, pour indiquer précisément que c'est la *face antérieure* de la vessie que nous attaquons *derrière* la symphyse des pubis.

le faisait au périnée; Rousset et tous ceux qui l'ont imité, incisent la vessie distendue *au-dessus des pubis;* frère Côme, et tous les chirurgiens qui se servent d'instrumens conducteurs, percent la vessie à *son sommet* et l'incisent en avant et en bas; moi, je perce la vessie *derrière la symphyse des os pubis, au milieu de sa face antérieure,* sans conducteur; seulement j'injecte dans la vessie la quantité d'eau qu'elle peut contenir, ou j'incise sur la pierre si elle est un peu volumineuse.

Après avoir démontré, par mes recherches anatomiques sur l'urètre, que la manière vicieuse de préparer la vessie et le rectum, pour juger de la direction du canal urinaire, avait induit en erreur et retardé les progrès de la chirurgie, sous le rapport du cathétérisme et de la possibilité de détruire les pierres dans la vessie; les mêmes recherches m'ont conduit à un examen attentif de cet organe dans l'état de vacuité; et c'est sur ces nouvelles remarques d'anatomie chirurgicale que j'ai fondé un nouveau procédé de cyst. hypogast. C'est parce qu'on avait des idées fausses sur la forme et les rapports de la vessie dans son état de vacuité, qu'on a cru jusqu'à présent qu'il était impossible d'atteindre la vessie dans tous les cas sans risquer de blesser le péritoine. M. Dupuytren a dit, dans sa thèse sur la lithotomie (1812, p. 34) : « Si le danger de blesser le péritoine n'existait pas, il n'y a pas de doute que » ce ne fût là le procédé qu'il faudrait préférer comme méthode générale. » Cette opinion est encore partagée par *un grand nombre de chirurgiens.* Il suffit cependant d'examiner la vessie une ou deux fois dans l'*état de vacuité complet* pour se convaincre qu'on peut toujours l'atteindre *derrière la symphyse* sans risquer de blesser le péritoine, parce que la vessie chez l'homme est toujours *aplatie derrière les pubis,* et jamais globuleuse et libre comme chez les animaux.

§ II. ÉTUDES PRÉPARATOIRES. ANATOMIE CHIRURGICALE ET PATHOLOGIQUE.

On peut, jusqu'à un certain point, appliquer la lithothrypsie sans savoir à fond l'anatomie; mais il n'en est pas de même de la cyst. Cette opération exige absolument des études approfondies d'anat. chir. et d'anat. pathol. Pour pratiquer sûrement la cyst. p.-p. il faut connaître parfaitement la forme et les rapports de la vessie dans son état de vacuité complet et dans ses différens degrés de plénitude. La vessie vide est toujours aplatie et cachée derrière les os pubis, où elle remplit exactement l'enfoncement qu'ils forment entr'eux. Dans cet état, elle a la forme d'un cône aplati, dont la base est en bas et le sommet en haut. Sa paroi post. touche à l'antérieure, et en arrière elle offre souvent une concavité analogue à celle des pubis. Cette disposition est déterminée tant par le péritoine que par la pression des intestins grêles. La forme conique ou triangulaire de la vessie doit être attribuée à l'ouraque, aux uretères et à l'urètre; la position verticale naturelle à l'homme est sans doute la cause qui donne à ce viscère une forme et des rapports autres que chez les animaux. C'est cette heureuse disposition du réservoir de l'urine, chez l'homme, qui favorise singulièrement l'opération de la cyst. par l'hypogastre.

Dans l'état de plénitude, la vessie reste *long-temps* cachée dans le bassin, et il faut la distendre fortement pour lui faire dépasser les pubis, et surtout *pour élever le péritoine* de manière qu'on puisse faire la cyst. sus-p., *d'après le procédé de Rousset.* Il importe aussi beaucoup de connaître l'anat. pathol. de la vessie pour prévoir autant que possible toutes les difficultés qui peuvent se présenter dans la cyst. p.-p. Cette étude comprend l'anat. patholog.

de la vessie elle-même, et celle des organes voisins. Il est aussi très-utile de connaître les variétés de forme, de volume et de friabilité des calculs urinaires. Après les études qui précèdent, il faut suivre le même ordre que pour la lithothrypsie.

§ III. ESSAI SUR LE CADAVRE. SUJET ENTIER ADULTE.

On peut pratiquer très-avantageusement la cyst. p.-p. sur le même sujet qui a servi aux essais de lithothrypsie. Les objets nécessaires alors sont : une sonde, une seringue, mon bistouri, une tenette et ma canule. On peut très-utilement d'abord observer la vessie dans différens degrés de dilatation, afin de remarquer les rapports du péritoine en haut et sur les côtés. La vessie, par sa paroi antérieure, n'est point attachée aux parties voisines comme elle l'est inférieurement, où elle est intimement unie au rectum ; elle ne tient à la symphyse que par un tissu cellulaire lâche, très-facile à déchirer ; de sorte qu'en avant il faut agir avec une *grande circonspection*. On procède ensuite à l'opération : si la vessie est flasque, on fait une nouvelle injection ; on explore la pierre avant de retirer la sonde, et on lie la verge.

L'opérateur se place à droite ; il commence par raser le pénil et reconnaître la partie supérieure de la symphyse des pubis. La peau étant tendue transversalement en haut par les doigts de la main gauche, il fait une incision de trois travers de doigt sur la ligne médiane, au-dessus du pubis. Dans ce premier temps, on doit diviser la peau de haut en bas et le fascia superficiel pour découvrir la ligne blanche, qu'il faut chercher *par le toucher* plutôt que par la vue. Dès qu'on l'a reconnue d'un côté ou de l'autre pour se guider, on incise en bas dans l'étendue d'un pouce au plus. Plus profondément, on trouve une forte aponévrose : pour l'ouvrir sans risquer d'intéresser le péritoine, il convient de tourner en haut le tranchant du bistouri, et de faire pénétrer *doucement* sa pointe d'avant en arrière immédiatement au-dessus des pubis. Dès qu'on a vaincu la résistance, on prolonge l'incision en haut, puis on essaie d'y introduire le doigt, et, s'il y est serré comme dans une boutonnière, on débride légèrement, à droite et à gauche, en bas, et de manière à ne pas intéresser les os pubis. Lorsque l'index pénètre aisément, il rencontre bientôt le sommet de la vessie ; il faut alors diriger ce doigt *directement* en bas, entre la symphyse et la vessie, sans dévier, et sans pénétrer trop profondément : l'ongle tourné vers les os pubis, et la pulpe vers la vessie, on cherche à reconnaître le globe vésical. Ici l'opérateur introduit l'indicateur de la main droite dans l'anus, et, en élevant le bas-fond de cet organe, il acquiert promptement la certitude que c'est bien la vessie qui est entre ses deux doigts. Alors il insinue à plat la lame du bistouri entre son doigt et les os ; dès qu'il est arrivé au point où il veut plonger, il recourbe légèrement le doigt en arrière et en haut, puis il fait pénétrer *hardiment* le bistouri de haut en bas et d'avant en arrière, sans chercher à étendre l'incision ; mais il faut, pour cet effet, que la lame du bistouri soit assez large (voy. fig. 8). L'index gauche a dû conserver sa position. Il faut plonger le doigt *directement* en bas, et en vrillant, pour forcer l'ouverture qu'il ne faut pas chercher en tâtonnant, car on échoue si l'on hésite, parce qu'on décolle le tissu cellulaire dans un espace plus grand, et que, pendant ce temps, la vessie se vide et se ramollit. Le décollement étant très-grand, il devient de plus en plus difficile de pénétrer dans le réservoir de l'urine ; c'est pourquoi il est très-important d'y arriver vite, et sans chercher. (Les instru-

mens conducteurs, sonde à dard, &c., donnent plus d'assurance ; mais ils sont plus dan-
gereux qu'utiles. *Ce qui me semble le prouver, c'est que les chirurgiens les plus habiles ont
ouvert le péritoine en se servant de ces instrumens ; tandis que je n'ai point lésé une seule
fois cette membrane sur vingt-cinq opérations que j'ai déjà faites par mon procédé.*)
Aussitôt que le doigt est dans la vessie, l'eau ne sort plus, et l'on peut parcourir
toute la cavité du viscère, si le sujet n'a pas le ventre trop gros, et si la vessie n'est
pas trop distendue. Il est bon d'explorer la vessie et le calcul, la forme de ce dernier
et sa position. Si l'on prolonge ce temps de l'opération, on en retirera de grands avantages
pour la pratique et l'extraction de la pierre. On recourbe ensuite le doigt, en lui faisant
former le crochet ; puis, en tirant la vessie en haut, on agrandit l'ouverture par traction
seulement, et l'eau jaillit aussitôt en abondance ; c'est alors qu'on doit se hâter d'introduire
les tenettes. Pour charger la pierre, on la touche avec le bout des tenettes, que l'on
ouvre sur elle ; autrement, la pierre étant fixée par le doigt, on ouvre les tenettes, que
l'on glisse sur ce dernier jusqu'à la pierre, et l'on arrive ainsi sûrement à la saisir. On
s'assure encore par le toucher si elle est bien prise, et l'on en fait l'extraction après avoir
retiré le doigt, et en tournant graduellement les tenettes, dont on presse *doucement* les
anneaux *pour ne pas briser le calcul.* Lorsque le corps étranger est extrait, on se hâte
d'introduire de nouveau le doigt dans la vessie, toujours sans chercher l'ouverture, et l'on
place avec soin la canule, *en longeant le doigt*, comme on l'a fait pour les tenettes. La
facilité avec laquelle cet instrument a pénétré, et la possibilité de lui faire exécuter de
grands mouvemens, donnent l'assurance qu'il est bien dans la vessie : si le sujet n'a pas
trop d'embonpoint, on parvient même à le toucher par le rectum.

§ IV. ESSAIS SUR UN SUJET ENTIER *sans préparation anatomique.*

On procède de la même manière qu'il vient d'être dit, et avec les mêmes objets, avec cette
différence seulement que la pierre doit être introduite par l'ouverture de la vessie au moyen
de deux sondes, deux crochets, ou deux pinces. On peut ne pas introduire de pierre, et faire
les manœuvres à vide avec les tenettes ; car souvent il est difficile d'introduire la pierre sans
décoller la vessie dans une assez grande étendue ; *ce qui empêche, après l'opération, de
pouvoir juger des désordres réels que cette dernière a pu occasioner.* Cette considération
importante doit empêcher d'exécuter cette manœuvre, à moins qu'on n'ait pour objet prin-
cipal l'extraction de la pierre. Le reste de l'opération s'exécute comme dans le cas précédent.
Lorsqu'on a terminé, on ouvre l'abdomen et l'on fend la vessie en arrière pour observer la
plaie et la canule ; puis, après avoir ôté celle-ci, on coupe en long la paroi abdominale pour
agrandir la plaie en haut, et, en écartant les deux lambeaux, on peut observer l'état du
tissu cellulaire qui unit la vessie à la symphyse.

CADAVRE DE VIEILLARD. — On suit le même ordre que pour l'adulte. Pour extraire un
calcul oblong placé en travers dans le bas fond de la vessie, on doit commencer par le
relever ou le soutenir avec le doigt, afin de le saisir par l'une de ses extrémités. Si l'embonpoint du sujet ne permet pas de faire cette manœuvre avec le doigt, on prend d'abord
la pierre avec les tenettes, puis on la dispose convenablement dans les mors avec le doigt
avant d'en faire l'extraction.

CADAVRE D'ENFANT. — Les instrumens doivent être en rapport avec l'âge du sujet, et les manœuvres doivent être les mêmes que sur l'adulte.

CADAVRE DE FEMME. — L'opération se pratique de la même manière que sur l'homme ; on doit seulement placer l'index sous la symphyse pour comprimer l'urètre. Comme on a placé dans la vessie *une pierre friable,* il faut la casser lorsqu'on en fait l'extraction, afin de juger des difficultés que cet accident occasione, et pour apprendre à les vaincre, ou, mieux, à les éviter. On peut ensuite fendre la vessie à gauche, et y introduire un très-gros calcul ovoïde, faire la suture de la vessie ; et, après avoir exploré le vagin et l'urètre, agrandir la plaie de l'abdomen et de la vessie avec un bistouri boutonné. Dans cet état, on fait l'extraction du calcul pour apprécier les difficultés d'une pareille opération.

CADAVRE DE JEUNE FILLE. — Les instrumens doivent être plus petits que pour la femme. — Après tous ces essais, on doit pratiquer *comparativement* sur d'autres cadavres tous les procédés de cystotomie sus et sous-pubienne.

§ V. CYSTOTOMIE P.-P. SUR LES ANIMAUX VIVANS.

Quoique la forme, la situation et les rapports de la vessie ne soient pas les mêmes chez les animaux et chez l'homme ; on peut très-utilement, avant de l'appliquer sur celui-ci, la pratiquer sur les animaux vivans. Les objets nécessaires pour pratiquer la cyst. dans ce cas sont : mon bistouri (*voy.* fig. 8), une pince à disséquer, une seringue à hydrocèle, de l'eau tiède, une canule (*voy.* fig. 9). — Pour la lithothrypsie, un calcul, une aiguille enfilée et un instrument lithothrypteur. Trois aides sont indispensables pour pratiquer convenablement ces opérations. L'animal doit être assez fort : on doit préférer un mâle, parce qu'il est difficile de trouver le méat sur les femelles, et de lier l'urètre. Il importe de se rappeler que chez les animaux (chien, mouton, porc, cheval, &c.) la vessie diffère constamment de celle de l'homme, sous le triple rapport de la forme, de la position et de la mobilité.

Tout étant disposé, l'animal est placé sur une table, et tenu par trois aides. On commence par faire une incision au périnée dans la direction de l'urètre (l'urètre du chien, dans la portion pénienne, est très-étroit, et logé dans une gouttière osseuse) ; on reconnaît *extérieurement* le canal excréteur de l'urine à sa couleur violacée ; il ressemble à une grosse veine : *intérieurement* sa membrane muqueuse est remarquable par sa *couleur blanche nacrée* comme chez l'homme. Après avoir fait une injection d'un demi-verre d'eau tiède, pour remplir la vessie et apprécier la résistance qu'elle peut opposer, on lie le canal. L'opérateur se place à droite et procède immédiatement à l'opération : il fait à la peau une incision parallèle au fourreau du pénis, et fait pénétrer cette incision jusqu'au péritoine seulement, afin d'éviter la sortie des intestins ; alors, avec le doigt, il cherche la vessie ; lorsqu'il l'a reconnue à sa forme, à son volume et à sa résistance, il incise le péritoine vis-a-vis le point où il veut ouvrir la vessie. L'index étant placé sur le globe vésical, on plonge hardiment le bistouri de haut en bas ou en travers ; on se hâte de substituer le doigt au bistouri, et l'on agit pour le reste de l'opération comme il a été dit §§ III et IV. Après l'extraction de la pierre, on replace le doigt pour faciliter l'introduction de la canule. Immédiatement après, on introduit une pierre destinée à la lithothrypsie ; on ferme la plaie vésicale en liant la muqueuse en bourse d'abord, et en circonscrivant l'ouverture dans l'épaisseur des fibres charnues avec une aiguille enfilée. On fait par-dessus le tout une seconde ligature en bourse; on injecte modérément alors, et l'on procède à la lithothrypsie. (*Voy.* §§ III, IV, V et VIII de la lithothrypsie.)

§ VI. APPLICATION.

Après avoir soigneusement répété tous les genres d'essais que nous avons indiqués, on peut avec assurance appliquer la cystotomie postéro-pubienne. Je puis d'ailleurs assurer que le temps le plus difficile de cette opération (ponction de la vessie avec le bistouri) s'exécute avec plus de facilité sur l'homme vivant que sur le cadavre. Je suppose que la cystotomie postéro-pubienne est parfaitement indiquée, soit parce que la lithothrypsie a été essayée inutilement, soit parce que le volume de la pierre ou l'état de l'urètre et de la vessie ne permettent pas d'essayer le broiement; il faut préparer le malade avec ménagement, et *attendre qu'il soit bien disposé lui-même par la douleur.* Je pense que l'automne est le temps le plus favorable aux opérations de cystotomie. L'opération étant décidée, après avoir examiné l'urine, le dépôt, et la quantité que rend le malade *en une seule fois,* pour juger de la capacité de la vessie et de l'état de la membrane muqueuse, on doit s'efforcer d'encourager le malade, en lui donnant une idée de l'opération et de ses avantages (point de liens; épigastre moins douloureux que le périnée; point d'hémorragie, &c.). Le malade étant disposé physiquement et moralement, et l'opérateur ayant fait avec beaucoup de soin une dernière exploration (cathétérisme, injection; si la distension n'est pas trop douloureuse, palper le ventre au-dessus de la symphyse surtout; toucher la prostate), on choisit une chambre assez grande, un lit commode et placé de manière qu'on puisse facilement tourner autour. On fera aussi choix d'une table forte, longue, peu large et pas trop élevée. On doit donner un laxatif la veille de l'opération, et soutenir le malade jusqu'à l'instant de l'opération avec du bouillon ou des alimens très-légers; pour boisson, de l'eau de lin et du chiendent, ou du bouillon d'herbes. Les objets nécessaires à l'opération sont: 1º une sonde à robinet; 2º une seringue en bon état et bien ajustée sur la sonde; 3º deux bistouris, un à lame large (*voyez fig.* 8), l'autre boutonné; 4º des éponges; 5º des pinces à torsion; 6º des tenettes; 7º des instrumens *de réserve,* comme sonde à dard, crochet suspenseur, tenettes courbes et à forceps, curettes à cul-de-sac, &c. Pour le pansement, on doit avoir: 1º ma canule avec ses fils; 2º des bandelettes de sparadrap agglutinatif *fait exprès;* 3º des petits coussinets couverts de taffetas ciré; 4º de la charpie et du cérat; 5º des compresses longuettes et deux compresses plus grandes; 6º un bandage de corps et des épingles; deux sacs de toile cirée garnis d'éponges; 8º un cerceau. Tous ces objets doivent être vérifiés par l'opérateur lui-même, qui doit, autant que possible, *essayer l'opération* sur un cadavre ou sur un animal vivant, avec les aides qui devront l'assister: par ce moyen, il acquiert le courage et le sang-froid dont il a besoin pour pratiquer convenablement la haute chirurgie.

Le jour de l'opération, le malade doit prendre un bain. Deux aides sont chargés de préparer soigneusement, dans une chambre voisine de celle du malade, tous les objets nécessaires à l'opération, d'après une instruction écrite par l'opérateur lui-même. Après avoir fait raser tous les poils qui recouvrent les organes génitaux, le malade est placé sur la table, de manière que le bassin soit le point le plus élevé. L'opérateur, placé à gauche, introduit la sonde ; il constate de nouveau la présence de la pierre, et la fait reconnaître encore par le plus expérimenté des assistans. Il *fait injecter* un verre ou deux d'eau tiède ; la sonde est retirée ; un aide intelligent place un doigt sur le méat pour s'opposer au retour de l'injection, en ayant soin de ne presser que *légèrement la verge*. L'opérateur se place alors à droite ; il cherche à reconnaître le haut de la symphyse, et, les yeux fixés sur le point que doit diviser le bistouri, il avertit le malade qu'il va agir, et il l'exhorte. A l'instant même, d'une main assurée, et *tout entier à son opération*, il divise la peau et la graisse jusqu'à la ligne blanche dans l'étendue de trois travers de doigt au-dessus, et un peu en avant de la symphyse. Quelquefois les artères sous-tégumenteuses donnent beaucoup de sang ; dans ce cas, il faut procéder à leur torsion. Tous les autres temps de l'opération s'exécutent comme nous l'avons indiqué § III et IV.

La canule ayant été placée convenablement, après avoir nettoyé et séché les parties voisines, on procède à la réunion immédiate de la plaie au-dessus de la canule, et l'on fixe ses fils au moyen des bandelettes agglutinatives. On place alors les deux petites compresses de taffetas ciré de chaque côté de la plaie, et on applique quelques bandelettes par-dessus ; on place sur le milieu des plumasseaux enduits de cérat, et, de chaque côté des compresses graduées et étagées, recouvertes par une compresse longue et large : le tout est maintenu avec un bandage de corps. Le malade est ensuite placé avec précaution dans son lit où il doit être presque assis ; on relève les bourses avec une compresse épaisse ; un sac de taffetas ciré garni d'une éponge est aussitôt placé entre les cuisses ; les extrémités inférieures doivent être toutes couvertes de flanelle ; enfin un cerceau qui s'appuie de chaque côté du bassin protège tout l'appareil. Il faut changer souvent l'éponge et la poche destinée à recevoir l'urine, pour diminuer l'odeur forte qu'exhale ce liquide. On évitera en même temps tout ce qui pourrait diriger du froid sur le malade, et arrêter la transpiration : j'attribue mes succès dans ce genre d'opération à la température égale que je fais maintenir de 12 à 14° Réaumur, pendant tout le temps nécessaire ; et ce que l'on dit des succès de la cystotomie dans les pays chauds vient à l'appui de mon opinion.

Soins consécutifs. Le malade doit être exclusivement confié à un élève et à une garde intelligens. Une tisane de chiendent et de graine de lin est la seule boisson que je prescrive dans les premiers jours. La canule doit être désobstruée si elle se remplit de sang ou de mucosités ; l'écoulement sanguin s'arrête toujours de lui-même. Il ne faut pas trop se hâter de faire une saignée, lors même que la réaction serait un peu forte. Une grosse canule placée dans le rectum facilite la sortie des gaz. Le 3e jour on peut donner de l'eau de poulet, et on augmente insensiblement l'alimentation. La levée de l'appareil extérieur (bandage de corps, compresse et charpie) ne se fait que le 2e ou 3e jour, s'il est mouillé. La constipation est favorable à la cicatrisation. Il faut bien se garder d'employer les purgatifs et laxatifs, quand même le malade resterait huit ou dix jours sans aller à la garderobe. Du 4e au 6e jour, on renouvelle plusieurs fois l'appareil extérieur s'il est nécessaire ; du 7e au 8e pour l'adulte, et du 6e au 7e pour l'enfant, on enlève tout le pansement et la canule. On trouve alors une cicatrice linéaire qui comprend les trois quarts supérieurs de la plaie. Après avoir ôté la canule en la tournant, il ne reste plus qu'un trou oblique qui est l'orifice extérieur du trajet fistuleux qui s'est établi autour de la canule. Il est utile de soutenir encore la cicatrice par des bandelettes, quelques compresses et un bandage de corps. On peut alors lever le malade et lui donner un peu plus de nourriture. L'urine est dirigée à droite et à gauche pour l'empêcher de baigner les bourses. On ne doit point laisser de sonde dans la vessie, pour hâter la cicatrice, qui a lieu ordinairement du 15e au 30e jour. (*Voir* les communications de M. Amussat, 1827 et 1829.)

§ VII. OBJECTIONS CONTRE LA CYSTOTOMIE POSTÉRO-PUBIENNE.

Toutes les objections peuvent se réduire à deux : le danger d'ouvrir le péritoine; la crainte des épanchemens d'urine. La 1re a été suffisamment réfutée § I et II. La 2e n'est pas fondée : l'histoire de la cystotomie hypogastrique prouve que les épanchemens d'urine et la péritonite même sont plus rares qu'après les opérations de cystotomie sous-pubienne ; d'ailleurs ma canule s'oppose à cet accident; elle empêche, en outre, la *résorption* de l'urine, en favorisant la sortie de ce liquide.

La cystotomie postéro-pubienne, comparée aux autres procédés de cystotomie hypogastrique, mérite la préférence, non-seulement sous le rapport de la simplicité, mais surtout par les résultats avantageux que j'ai obtenus. La cystotomie sous-pubienne ne peut, en aucune façon, soutenir la comparaison avec la cystotomie postéro-pubienne, puisqu'il est reconnu que toutes les opérations de cystotomie au-dessous des pubis exposent à des *hémorragies mortelles,* lors même qu'elles sont pratiquées par les hommes les plus habiles ; si la pierre est un peu volumineuse, on est forcé d'avoir recours à la taille hypogastrique, après avoir pratiqué la cystotomie sous-pubienne, qui devient inutile et dangereuse. Si l'on parvient à faire l'extraction de la pierre par ce dernier procédé, des accidens nombreux surviennent par suite de la section, de la contusion et de la déchirure des organes voisins; et si ces accidens ne sont pas mortels, ils sont souvent la cause d'infirmités graves ou incurables, comme *incontinences d'urine, fistules spermatiques, recto-vésicales,* &c. Il est inutile de comparer la lithothrypsie à la cystotomie postéro-pubienne, parce que ces deux opérations ne sont appliquables que dans des cas *différens.*

§ VIII. AVANTAGES DE LA CYSTOTOMIE POSTÉRO-PUBIENNE.

Ces avantages sont les suivans : 1o Elle est fondée sur des dispositions anatomiques constantes. 2o Elle est plus simple et plus facile qu'aucune autre opération de cystotomie. 3o Elle est applicable dans tous les cas (calculs volumineux, adhérens, ou même enkystés). C'est la seule opération, selon moi, qui doive être employée comme méthode générale lorsque la lithothrypsie est impraticable, ou ne peut être continuée *sans danger.* 4o Elle est moins douloureuse et moins dangereuse qu'aucune autre, parce qu'on incise des parties peu épaisses et peu sensibles. J'ai remarqué que les malades s'y soumettent avec moins de répugnance, sachant qu'ils ne seront pas liés, et que les hémorragies, si souvent funestes en peu de temps, ne sont point à craindre. Ils n'ignorent pas, en outre, que les résultats sont bien plus favorables que par les autres procédés. 5o La canule placée dans la vessie par la plaie réduit presque celle-ci à l'état d'une plaie simple de l'abdomen. 6o Enfin les résultats que j'ai obtenus sont si remarquables, et je suis tellement convaincu des avantages de ce procédé, que j'ose dire *que cette opération n'est pas mortelle par elle-même,* s'il n'y a pas d'autre cause de mort. Cette opinion est basée sur mes propres observations. Beaucoup de médecins, qui ont suivi mes opérés, sont tellement convaincus de ce que j'avance, qu'ils m'ont souvent dit qu'ils préféreraient cette opération à une lithothrypsie de huit ou dix séances. Je pense cependant que, lorsqu'on a la pierre, on doit commencer par essayer de la lithothrypsie telle qu'on la pratique généralement encore, même avec des pinces à trois branches.

RÉSUMÉ. — Après avoir lu et médité tout ce qui vient d'être dit, il est facile de se convaincre que les deux opérations nouvelles que j'ai décrites sont LE FRUIT DE L'ANATOMIE CHIRURGICALE, puisque j'ai démontré : 1º que la vicieuse manière de préparer l'urètre, pour juger de sa direction, a induit en erreur depuis des siècles ; et qu'au lieu d'être recourbé comme un ∽, ce canal est presque droit, et peut admettre un instrument rectiligne ; 2º que la vessie, dans l'état le plus complet de vacuité, a constamment sa face antérieure dépourvue de péritoine, et qu'elle est toujours accessible derrière la symphyse des pubis. Je crois aussi que, pour des esprits non prévenus, il doit être bien évident que ces deux opérations sont les plus simples et les moins dangereuses, et qu'on peut dire maintenant que l'art se perfectionne, puisqu'il se simplifie.

Dans l'état actuel de la science, il me semble qu'on peut dire que désormais la lithothrypsie et la cystotomie postéro-pubienne peuvent suffire à tous les cas de calculs vésicaux : ce sont aussi les deux seules opérations que je pratique communément. Je crois donc qu'on doit les apprendre *comme méthode générale,* sans négliger les autres cependant. Le point important, dans la pratique, est de bien déterminer les limites de la lithothrypsie.

Dans cette esquisse rapide, et sans doute trop circonscrite, de la lithothrypsie et de la cystotomie postéro-pubienne, j'ai eu surtout pour but de simplifier l'étude de ces deux opérations, et d'encourager les chirurgiens à les apprendre consciencieusement l'une et l'autre avant d'oser les appliquer.

9 782014 039757